全部うまく
いかないのは

心理カウンセラー 下園壮太

わたしが
頑張り
すぎるから

休めない人の心をゆるめる相談室

WAVE出版

「最近、昔みたいに仕事をバリバリできなくて……。頑張りたいんですが、なんだか元気も出ないし、体もだるくて調子が出ないんです。てっとり早く、元気になれる方法はありませんか!?」

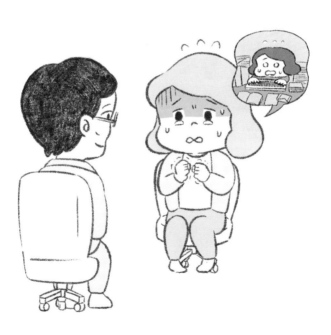

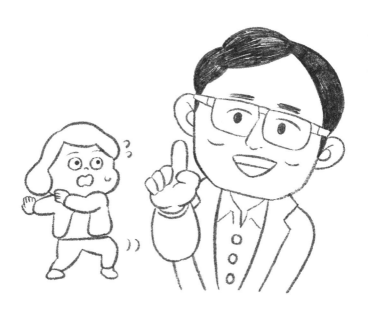

「休むって……仕事を、ですか!?　無理です
無理です！　病気したわけでも、ケガしたわ
けでもないんですし。周りに迷惑がかかるし、
今休んだらもっと大変なことになりますよ！」

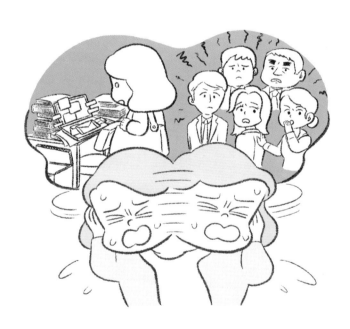

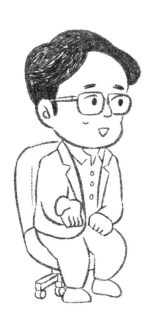
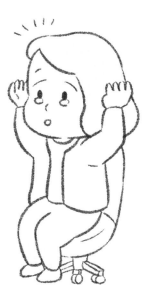

「いや、そう言われると……。でも、そこまで
追い込まれていませんし。収入がなくなれば
お金がなくて生きていけないし、それこそ不安
で生きた心地がしないですし……それに……」

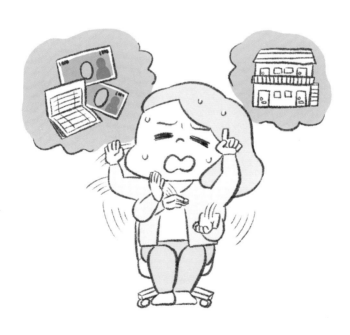

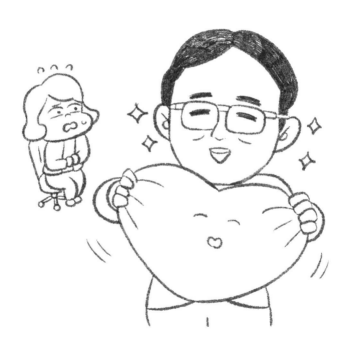

はじめに

　私はうつ状態からの復帰を専門とするカウンセラーです。

　これまでに多くの方の社会復帰を手伝ってきました。

　そういうと、「うつから抜け出せる、特別な、魔法のような方法を教えてもらえる！」と思うかもしれません。でも、うつ状態からの復帰や予防において一番大切なのは、とてもシンプルなこと。

　それは、「休む」ことです。

　ところが、この「休む」ことは現代人にとって非常にハードルの高いことでもあります。

　実際、私が「休みましょう」と言うと、ほとんどの人がさまざまな言い訳をして抵抗します。しかし、「休む」ことに抵抗している間はうつ状態からなかなか回復できないだけでなく、このうつの体験を今後の「糧」にすることもできないのです。

「休めない」と言う人の言い訳はさまざま。

「自分の不調は休みとは関係ない」

「自分は休みが必要なほど疲れていない」

「自分は十分休んでいる」

本書では、いろいろな「休めない」に対して、休みが取りやすくなるような考え方のコツをご紹介したいと思います。
　いつも頑張りすぎてしまう人たちも、何らかのヒントをつかみ、ぜひ早めに休んで、本来の自分を取り戻してください。

CONTENTS

[Chapter3] ちょうどいい「休み方」を見つける

[Chapter4] 柔軟に生きるための
「お守り」の言葉

「何もしない」
ことから始めよう

「先生!　じゃあまずは何をすれば!?」

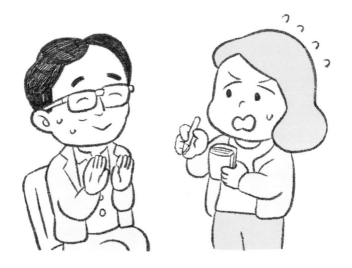

「そうですね。
じゃあ何もしないことをしましょう」

「え……?　何もしなかったら
何も解決しませんよ!」

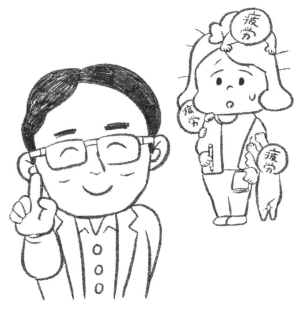

うつは「疲労」から始まる

◎ 疲労がたまると心も不調に

「うつは疲労から始まる」と聞いて、どう思いますか？

「うつって、体じゃなくて心の問題でしょ？」
「私の悩みはもっと根深い、休みぐらいで解決するわけがない」
「疲れるようなことはしていないし……」
「そもそも私はうつほど深刻ではない」

　そんなふうに思う人も少なくないでしょう。
　日常的な不安や漠然とした生きづらさ、自分への嫌悪、また体調不良などを感じていても、多くの場合、自分の性格や対処が悪いから、あるいは他者の悪意、社会の歪み、不運のせいだと考えている人が多いと思います。
　しかし、実はほとんどの場合、少しずつ蓄積されたかなり深い疲労（蓄積疲労）が関係しているのです。ただ蓄積疲労は自覚しにくいため、表面にある心身の不調と結びつけにくくなっています。

　ここで一度、最近の自分を振り返ってみてください。
「前はもっとできていたのに……」と思いながら、積み上がって

いく仕事の山に苦しめられていませんか？　仕事がまわっていないのは明らかなのに、「前はできたから」と一人でこなそうとしていませんか？

「人に振り分けるほうが手間になる」「誰かに頼んだら迷惑がかかる」「これくらいできなきゃ恥ずかしい」……そんなふうに考えていたら、すでにかなり疲労が蓄積しているかもしれません。

　疲れた状態では、体調が崩れ、集中力がなくなり、思考・感情に偏り（やたら不安になり、やたら自分を責め、やたら自信がなくなる）が出てきます。

　そして体調不良と集中力の低下で仕事がまわらなくなり、それを偏った思考・感情で受け取るので、疲れが原因とは思わず「これくらい一人でできなきゃ！」と自分を追い込んでしまうのです。

　最終的には「この作業を断ったら会社を辞めさせられるのではないか……そうなればもう人生終わりだ」など極端な思考まで出てくることもあります。

　偏った思考は、目の前のトラブルを能力不足のせい、努力不足のせいなど、自分の責任と考えさせるので、「自分は疲労している」とは気づきにくいものです。

　単に体が疲れているのに、「いやいや、まだやれる。もっと頑張らなきゃ」と活動し続ける。その結果、さらに疲労がたまってますます仕事ができなくなり、ネガティブな感情があふれかえってしまう……。これが、現代人がうつになっていく過程です。

　以前はできていた仕事がまわせなくなっているのは、あなたの能力不足や努力不足のせいではなく、単に疲れがたまっているから。

徹夜した次の日の仕事は捗りますか？

10km 走った直後に会議に参加して集中できますか？

生きづらい、苦しいと感じている人はまず、「私は疲れすぎているのかも？」と思ってみるところから始めましょう。

疲労は３段階で たまっていく

◎「眠れない」「イライラ」は疲労蓄積のサイン

うつの始まりは疲労から、といっても「疲労→うつ」と一足飛びにいくわけではありません。**疲労がたまってうつの症状が出るまでの経過は、大きく３段階に分けられます。**次ページの図がその３段階を表しています。

１段階（通常モード）は、元気な状態。例えばあるイベントで多忙な数日を過ごしても、集中力ややる気はそれほど落ちません。疲労は感じても、この段階では、「あ〜よく働いた！　疲れたな〜」と実感できる状態です。イベントが終わり数日すれば、元の状態に戻ります。

ただ、何らかの原因で心身のエネルギーを使う場面が続くと、

［ 疲労がたまっていく３段階 ］

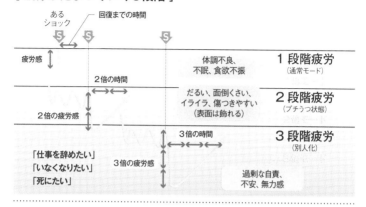

疲労の解消（回復）が追いつかなくなり、徐々に疲労が蓄積して、疲労の２段階（プチうつ状態）に突入していきます。

　２段階に入ると、「眠れない」「食べられない」などの肉体的サインが強くなります。そのほかにも、だるさや頭痛、腰痛、肩の痛みなどさまざまな不調が出ることもあります。このサインは、注意深く観察していると見つけることができます。

ところが、精神的なサインはなかなか自覚できません。

　２段階では、いつもと同じ刺激に対して２倍ショックを受け、２倍疲労（２倍モード）するのですが、感情そのものが変わるのではなく、その程度が変わるだけだからです。

　例えば、上司に理不尽なことを言われてイライラしたとします。このときにイライラするのはいつもと同じです。ただ、２倍モードでは、２倍の強さのイライラが、いつもより２倍長く続くのです。そのうち周囲の人が「おかしいな」と気づくくらい、いつも何かにイライラしている状態になります。

そのほかの思考・感情の偏りも2倍になるので、少しのことで自信を失い落ち込んだり、自分を責めたり、やたら不安になったりします。ただ一方で、まだ疲労しきってはいないので取り繕うこともできてしまいます。

　これを私は「表面飾り」と呼んでいます。

　自信がなくなっているので、疲労感をはじめとした苦しさ、さまざまな不調や変化を自分でも否定し、周囲に見せないようにしてしまう……これが、疲労の蓄積をさらに気づきにくくしているのです。

　いつもよりイライラしている、やる気が出ない、億劫な感じがずっと消えない、傷つきやすくなっている。そんなときは、2段階つまり「プチうつ状態」に陥っていると考えていいでしょう。

◎ ストレス解消法でさらに悪化!?

　プチうつ状態のうっすらとしたイライラ感や落ち込みなどが出た時点で、「私は疲れているんだな」と気づいて休めたらいいのですが、多くの人が「ストレス解消にお酒を飲もう」「気分転換に買い物をしよう」など、自分なりの対処法で何とかしようとします。

　実は、これがさらに疲労を深めてしまう場合があるのです。

　例えばお酒。1段階であれば、お酒を飲むストレス解消法も効果的かもしれません。ただ注意したいのは、お酒が睡眠の質を下げてしまうこと。

　2段階では、不安や自信の低下、自責の念などでいつもよりつ

らくなり、それを紛らわせるためにお酒を飲みたくなります。しかし、**2段階疲労の回復にはいつもの2倍の時間がかかります。**それなのにお酒を飲んでしまうと、一番の回復薬である睡眠の質が低下し、回復が妨げられてしまうのです。

　疲労が回復しないので傷つきやすさは変わらず、またお酒でそのつらさをごまかしたくなる……。そんな悪循環を続けていると、いつの間にか3段階に落ち、本格的なうつになってしまうこともあるのです。

　3段階は、同じ刺激に対し3倍ショックを受け、3倍疲労し、回復まで3倍の時間を要する状態。そうなると日常生活を送ることが難しくなってしまいます。

　お酒にかぎらず、自分のストレス解消法が本当にプラスになっているのかどうかを冷静に振り返ってみましょう。

　疲労がたまり3段階に突入すると、2段階で感じていた体調不良、不安、自信の低下、自責、そして疲労がさらに強まります。

　ついには「自分などいないほうがいい」「消えてしまいたい」「死にたい」と考えることもあります。元気なときには考えられない思考・感情に陥ることから、私はこの状態を「別人化」とも呼んでいます。それほど、普段の自分とはかけ離れた状態だと考えてください。

「別人化」してしまうと、回復するためにはかなりの期間、具体的には数カ月～数年の休養が必要になります。

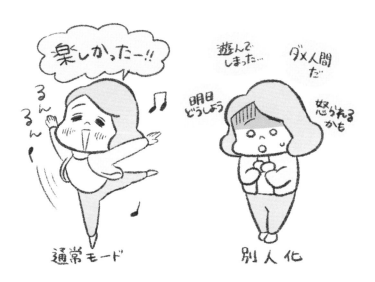

また、元気なときはストレス解消や気分転換のために飲んでいたお酒。2段階では逆効果でしたが、3段階に進むに従って、次第に"なくてはならないもの"になってしまう場合があります。これは依存症的な状態で、「しがみつき」と呼んでいます。

のめりこむ対象はお酒以外にも、買い物やギャンブルなどもあります。1段階であれば、お酒、買い物、ギャンブルなどは快感を生み出しますが、2～3段階ではつかの間の快感が薄れた後に、強い自責感と不安が出てくるのです。そしてそれを忘れるためにまたお酒を飲んでしまいます。つまり楽しいから飲むのではなく、苦しいから飲むお酒になってしまうのです。

このように、一瞬楽しいことをしていてもその後自分を責めて、八方ふさがりのような感じになり、「死にたい」「いなくなりたい」という感情が出ていたりしたら、疲労はかなり深刻な状態。

ここまでくると自分だけでの対処が難しくなるので、他者にも助けてもらいながらこの状態からの復活を目指すことになります。

[うつ病・躁うつ病の総患者数]

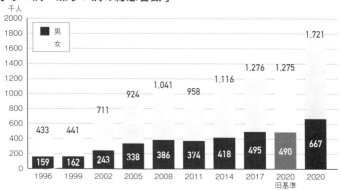

※2022年調査以降は総患者数の算出方法が見直され、これまでより多く算定されるようになった。
出典：厚生労働省「患者調査」をもとに作成

ただ生きるために活動しているだけなのに、うつになるほど疲れ果ててしまう人がいるのはなぜでしょう？

うつ状態の人が増えているということは、疲れている、エネルギー不足に陥っている人が増えているということです。しかし、昔に比べて、肉体労働は機械が、頭脳労働はコンピューターがやってくれています。それなのに、現代人はなぜここまで疲れてしまっているのでしょうか？

　実は現代人が疲れているのは、いわゆる「感情労働」によるもの。言い換えると、**「感情」によって私たちは多くのエネルギーを消費しているのです。**

◎ 人はなぜ「感情」を持ったのか？

　原始時代、人にとって生きることの最終目標は「生き残って子孫を残す」ことでした。そのために必要なのが、安定した衣食住と生殖です。

　一方リスクとなるのが、襲ってくる外敵や天災、病気、食料不足。生き延びて子孫を残すという最終目標を達成するには、これらを避けなければなりません。そのためのエネルギーと安全の確保は、原始人、つまり人にとっての最重要課題なのです。これを担ったのが、食欲、性欲、睡眠欲、痛み、疲労感、発熱などの基本的な欲求や機能です。

　そして、その生存の課題をさらに上手にこなすために、「感情」が生み出されました。

　例えば、「不安」という感情は、食料不足などの将来の危険を避ける行動につながります。ほかにも、「恐怖」を感じたら、人

は近づいてくる外敵から離れるためにその場から逃げますし、「怒り」を感じたら目の前にいる外敵を攻撃する行動を起こせます。同じように「悲しみ」も、外敵から身を守るために、いったん安全で安心な場所に引きこもらせる感情です。

　これらの感情は危険から身を守ってくれますが、一方で警戒や行動の準備のために、大きなエネルギーを使ってしまいます。それはそれで原始人にとって大きなリスクです。
　そこで、**今すぐに命を脅かすほどではない感情に対しては、「我慢する」という新たな機能が加わったのです。**
　ただ、この「我慢」には、強い感情ほどではありませんが、地味にエネルギーを使います。そして我慢している時間が長引けば長引くほど、うっすらと疲労が深まっていきます。
　原始時代とは違い、日常的に命の危機を感じることが少ない現代。感情を行動に移さず、我慢することが増えていったことは容易に想像できるでしょう。

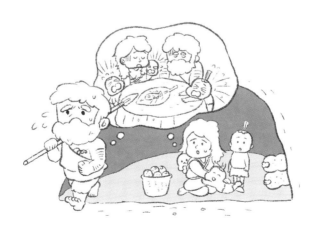

◎ 生きるために生まれた 8 つの目標

　人の最終目標は「生き残って子孫を残す」こと。そのために必要な、安定した衣食住と生殖がある程度確保されたとき、**人は、将来の安全と生殖のために準備するようになりました。**

　例えば、弓矢の使い方を覚えたり、料理を覚えたりと何らかの**「能力を身につけること」**が、生き残ることにつながる、喜ばしいことになっていきました。

　するとそのうち、弓矢や料理の腕を磨き、群れの中で**「一番になること」**を求め始めます。群れで一番になることで、生き残る確率が上がるからです。

　また、生き残るためには**「仲間をつくること」**も有効です。部族間の戦いがあっても、仲間が多ければ多いほど対抗できます。それに、仲間がいることで、見守り合って暮らせる安心で安全な居場所もつくることができるからです。

　そして、子孫を残すという最終目標を達成するために欠かせないのが**「性愛」**。原始人も異性を得るために必死に活動しました。

　また、病気になってしまっては子孫を残せなくなるので、**「健康であること」**のためにさまざまな工夫をします。

　集団で生活し始めると、権力から行動を制限されることが出てきました。自由でないと、生き残って子孫を残す可能性が低くなってしまうので、命がけで**「自由であること」**を守ろうとします。

　さらに、自分の子どもや後輩をきちんと**「育てること」**、あるいは自分が得た重要な知識を**「残すこと」**は種の生き残りにとても重要です。また、いろいろな**「資源をため込むこと」**も、将来に備えるために必要なことでした。

[生き残るための８つの中間目標]

　これら８つは原始時代から現代まで人間が変わらず持ち続けている欲求。「生き残って子孫を残す」という最終目標を達成するための中間目標です。

　この中間目標が厄介なのは、欲望に際限がないということです。最終目標は、達成されれば終わります。ところが中間目標は、どれだけあっても将来を完全に保証することはできないので、いつまでも欲求が止まらないのです。

　また、一番になることと仲間をつくることは時に相反します。このような葛藤が生じると、どちらかを我慢しなければなりません。中間目標の欲望は際限がないので、このような葛藤は異常に肥大し、現代人の大きな悩みとなり、エネルギーを消耗させます。
　例えば現代でいうと、会社で評価されたい一方で、同期の中で浮きたくはない……そうした葛藤が続くことで私たちのエネルギーは消費されていきます。

現代の「人間関係」「生きがい」などの悩みの根幹は結局、この8つの中間目標につながっているのです。

◎ 現代人が疲れやすいわけ

原始人の場合は、危機対処や食料の確保のためにエネルギーは使うものの、感情によるエネルギー消費はそれほど大きくはなかったと思われます。

熊に遭遇して恐怖を感じても逃げたら終わりますし、空腹で不安を感じても食事ができたら安心します。このように対処行動を起こすことで解消し、感情によって疲労をため込むことは少なかったでしょう。

ただ、現代人はどうでしょう？　多くの人が外敵に襲われるような場面もほとんどなく、安心、安全に過ごせる住居があり、食べるものにも困らず、高度な医療を受けることができます。

生き残って子孫を残すという最終目標は、原始時代より明らかに達成しやすい世界になっています。最終目標に到達するまでに必要な8つの中間目標も、論理的にはそれほど必要ではなくなっているはず。それにもかかわらず現代人は今でも中間目標に振り回され続けているのです。

かつては危険を回避するためだった恐怖や不安という感情ですが、現代では、自分のプライドや将来が少しでも脅かされただけで発動します。

その上「仕事で成功したい」「もっとお金持ちになりたい」「もっ

と注目されたい」などといった際限のない 8 つの中間目標がこれに拍車をかけます。

　さらに、近年は動画や SNS の発達で感情が刺激される機会も圧倒的に増えてしまいました。

　現代人は、このような状況の中でさまざまな欲求を我慢し、葛藤に苦しみながら、社会に適応して生活しているのです。

　我慢は大変疲れる精神作業なのですが、集団を大切にする私たち日本人には、我慢を美徳とする文化があります。 そして我慢できない人は、幼い、弱い、わがままなどというレッテルを貼られてしまいがち。そのため現代人は多少疲れていても我慢してしまい、疲労がどんどん蓄積していくのです。

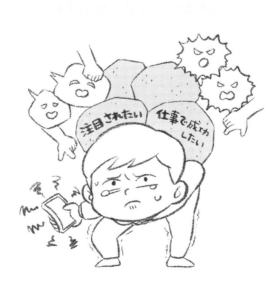

最強の治療薬は「休む」こと

◎ 知っておきたい疲労のサイン

　原始時代から続く、生きるためのさまざまなレベルの欲求や感情、それに伴う葛藤や我慢によって大きなエネルギーが消費され、現代人が疲れてしまうメカニズムをお伝えしてきました。

　ただ、**この感情によって引き起こされる疲れは、我慢によって「麻痺」してしまうという厄介な特徴があります。**

　また、「激しい運動をした後の疲れ」とは違って、徐々にたまっていく疲れは非常に自覚しにくいという面もあります。

　たとえ「疲れている」と感じていなくても、これまで紹介した「眠れない」「食べられない」という身体的な症状や、「イライラ」「気力の低下」「自分を責める」「自信がなくなる」「やたらネガティブになる」などの精神的な症状があれば、それは疲労のサインです。

　例えば、仕事がたまってイライラした状態で帰宅した後、家族に当たってしまったとき。周囲の一言が、どうしても自分を非難しているように聞こえてしまうとき。

　あるいは、上司に「最近、疲れているように見えるが大丈夫か？」と聞かれ「まったく疲れていません！　大丈夫です」と答えてしまったとき。眠れなかったり、食欲がなかったり、自分の変化に

気づいていて、大丈夫ではないのに「大丈夫」と言ってしまうとき。

　疲れていると、いつもはできることができなくなったり、いつもはしないような言動を取ったりすることがあります。

　いつもの自分とは違う変化を感じたら、「自分は今、疲れているのかもしれない」と考えてみることが重要です。

◎ とにかく「休む」しかない！

「自分は疲れているのかもしれない」と感じることができたら、大きな一歩です。ここに気づけるかどうかで、今の苦しさはもちろん、これからの生き方まで変わってくるでしょう。

　そして、**何より大事なのは「休む」という選択をすること**。ただ、ほとんどの人は「休む」ことに抵抗を覚えると思います。

　でも考えてみてください。例えば山登りをしていて、「疲れたな、少し休憩しよう」という行動は当たり前のことですよね。誰だって歩いたり走ったりして動いた後は休憩を取るのです。ずっと走り続けられる人なんていません。

　生きていくのも同じことです。長く歩き続けるためにも、疲労の度合いを見極めて適度に休む。これができないと、気づかないうちに2段階のプチうつ状態、そして3段階のうつ状態となり、つらい日常を送ることになってしまいます。

ここで注意したいのが、疲労の2段階では意外と元気に活動できてしまうということ。これも、疲労に気づきにくい理由の1つなのです。

　自分が2段階、3段階にいるなと思ったら、「寝る」「のんびり過ごす」「(体力を使いすぎない範囲で)好きなことをする」といった休息の時間を持つことが重要になります。

　仕事や人間関係など、エネルギーを消費する感情を引き起こす原因となっていることから、とにかく離れて休むことが必要なのです。

　とはいえ、「いや、仕事を休むなんて無理だ！」と思う人が多いことでしょう。それでもあえて、立ち止まって考えてみてください。

　本当に「休めない」のかどうか……。本当は「休みたくない」という気持ちが邪魔していませんか？

　眠れない、食べられない、ちょっとしたことで落ち込む、愚痴っぽくなる、何をやるのも億劫で体のだるさが抜けない……。さまざまな疲労のサインが出ているのに、「休んだら無責任だ」「同僚に迷惑をかけるなんてダメだ」「休んだら仕事を失ってしまう」、それが怖くて「休みたくない」という気持ちがあるのではないでしょうか。

　あるいは、「弱い自分、投げ出してしまう自分を認めたくない」「これまで頑張ってきた自分を捨てたくない」「これまで積み上げてきたキャリアや信頼を失いたくない」という思いからの「休みたくない」もあるでしょう。

でも冷静に考えれば、休んで疲れの症状をなくし、パフォーマンスを上げてから仕事に戻るほうが、あなたにとっても、職場にとってもいいことなのに。

　調子が悪いのに、活動をし続ける。活動するから疲労がたまり、調子が悪くなる。これは、お酒でのストレス対処と同じように、**「活動にしがみついている」**状態です。

　実はこの「（活動や仕事への）しがみつき」が、あなたの心をガチガチに固め、休むことを妨げているのです。次章では、そのしがみつきの正体と、それをやわらげる方法を考えてみましょう。

Chapter 2

「頑張りたい」への
しがみつきを手放す

「体調もかなり悪いようですし、
できれば3カ月くらい休めると
いいのですが、どうでしょう?」

「疲労がたまっているのはわかりました。
でもまだ休むのは現実的ではありません!
それも3カ月なんて!」

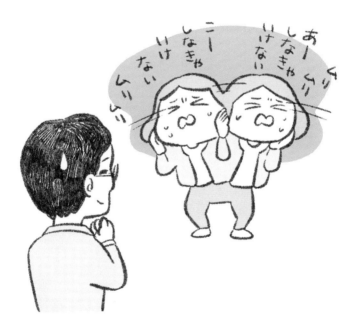

「そうですか、一番難しいと感じることは?」

「まだ病気でもないのに、休むなんて
会社に何といったらいいのか……。
同僚にもかなり迷惑がかかりますし、
それに休んだら負けな気もします。
ダメ人間だって認めるみたいで。
せっかくここまで頑張ってきたのに。
やっぱりほかの方法はありませんか!?」

「そうですよね。
そういう方が多いのです。
その、あなたの状態は、しがみつきの
思考が強くなっていると考えてください。
まず、そのしがみつきを
少しずつゆるめていきましょう」

「しがみつき、ですか?」

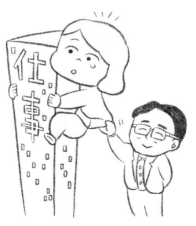

活動（仕事）への しがみつきが無理を生む

◎ 休みたくても休めない人たち

「疲れたら休んだほうがいい」

きっと誰もがわかっていることだと思います。

2段階（プチうつ状態）にある人ならなおさら、「眠れない」「食べられない」「だるい」「頭や肩、腰が痛い」などの肉体的な症状が出ているので、「ちょっと休みたい」と、頭に浮かぶことがあるはずです。

でも、私のところにカウンセリングに来られる方々に「少し休んでみてはどうでしょうか？」とお伝えすると、ほとんどの人が「休めない！」「休めるはずがない！」と言います。

それはもう徹底抗戦の姿勢で「簡単に言わないでください！ 私にはまだお金がかかる子どもが2人いるんです。家のローンも残っているし……休んで仕事がなくなったりしたら、どうなります!? 絶対に無理です！」と訴えます。これは私にとって、よくある光景です。

2段階にある人の多くは、このまま我慢していればそのうち乗り越えられる、そうすれば自信もつくし、周囲からも評価される、少なくとも弱いとは思われなくて済む。

反対に、ここで休んでしまったら、逃げ癖がつき、出世できずこの先も一生ダメなままだ……と考えがちです。

　今、あなたが「休むことなんてできない」と即答するなら、もう一度冷静に「なぜ休めないのか？」を考えてみましょう。

　例えばその理由は、「今、進んでいる案件を人に任せたら迷惑がかかってしまう。みんなも手持ちの仕事でいっぱいなのに、私の分までやってもらうなんて無理」だからかもしれません。

　でも、本当にそうでしょうか？　同僚の中には、あなたの仕事を請け負うだけの余裕がある人もいるかもしれません。または、チームの人たちに分担してもらえば、一人ひとりの負担はそれほどではないかもしれません。

　もしくは、そもそも人手が足りない中でみんな働いていて、誰かが「増員してほしい」と言ってくれるのを待っている状態かもしれません。あなたが会社に相談すれば、チーム体制の見直しをしてもらえるかもしれないのです。

　それでもあなたは、「でも仕事を休んでしまったら、今の立場で働き続けられず、キャリアが止まってしまう。収入が減るのも困る」と言うかもしれません。それも、本当にそうでしょうか？

　この人手不足の中、2週間、1カ月、2カ月休んだら、あなたは会社にとって必要がなくなる存在でしょうか？　有給休暇をためていませんか？　それを利用すれば、収入を確保しつつ一定期間休める可能性はないのでしょうか？

「休めない」と決めつける前に、一度考え直してみてください。

◎ キャリアと健康、どちらが大事？

そもそも、仕事や収入、キャリアなど、**休めない理由となっているものは、あなたの健康と引き換えにするほど大事なものでしょうか？**

心や体の不調を見て見ぬフリをして働き続け、もし、うつ病になってしまったら……。それこそ、休まないことで守ろうとした仕事、収入、キャリアを失い、1年、もしくは、一生、治療に時間を取られる可能性だってあるのです。

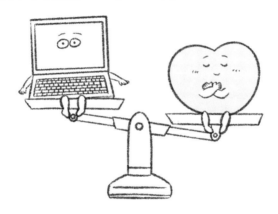

健康や命より大切なものなんて、この世にはそうそうありません。 それなのに「本当に休めない？」と自問自答したときに、あなたが休むことを拒むもの、そこにはいくつかの偏った考え方があります。

例えば次のようなものです。

「大変なのは自分だけではない。このくらいは我慢しなきゃ」
「自分だけが休んで、周りの人に迷惑をかけてはいけない」

「休むのは怠けていること。頑張らないと人に認めてもらえない」
「つらくても一人でやり遂げなければ、能力がないと思われる」
「理想とする姿に近づくために、完璧でいなきゃいけない」

　どこかで、これらのことを考えていませんか？
「〜するべき」「〜しなければならない」と考えてしまうこと、これは言ってみれば、特定の信念に固執している、つまりしがみついている状態です。
　疲労の2段階で思考が偏ってきてしまい、本来持っている信念がぐっと強調されてしまっているのです。

　ただ、この信念自体が悪い、ということではありません。1段階、つまり元気な状態なら、上昇志向やモチベーションを上げることにつながり、自分を鼓舞してくれることもあるでしょう。
　ただ2段階、3段階まで疲労をためた状態だと問題です。
　2段階、3段階でこれらの考えに固執すると、疲れる→でも頑張りたい→休めない→さらに疲れる→でも頑張りたい……という負のループに陥ってしまいます。
　負のループの行き着く先は、疲れる→頑張りたい→でも体が動かない、という状態。さらに進むと「自分などいないほうがいい」という思考に陥ってしまうこともあります。

　このループから抜け出すためには、何とかして頑張ることへの「しがみつき」の状態から抜け出すことです。
　頑張ることの大切さは、子どもの頃から教えられてきたことで、多くの人が十分に理解できていることでしょう。

一方で、**大人にとって「頑張ること」以上に大切なのは、「（状況に応じて）頑張らないこと」**です。

　もし、肩の力を抜いて自然体で「頑張らないこと」ができたら、物事を柔軟に受け止め、メンタルを安定させることができます。ただ頑張るのではなく、自分の疲労を自覚した上で、「頑張ること」と「頑張らないこと＝休む」のバランスを取れるようになることが必要なのです。

　２段階になったときに「頑張らない」を選択できる人もいますが、多くの人は頑張らないことを「悪いこと」として捉えてしまいます。

　そこには、もともと持っている信念とその強さが影響しています。

「休むことは悪」と捉えているかどうかを、あなたの持つ信念からチェックしてみましょう。このとき、自分をイメージして考えるのではなく、「『そうではない誰か』をイメージし、その人に強く腹が立つかどうか」でチェックするといいでしょう。あなたの心の底にある価値観が表れやすくなります。

　半分以上にチェックがつく人は、仕事へのしがみつきが強くなりがちです。

Point　頑張ることにしがみついていない？
　　　ときには頑張らないことのほうが大事。

【チェックシート】しがみつき診断

無意識のうちに「活動（仕事）へのしがみつき」につながる信念を抱えていないか、
チェックしてみましょう。

	チェック項目
☐	仕事は完璧にこなさなければいけない
☐	仕事や家事、育児、勉強などは全部両立するべき
☐	てきぱき効率よく動いて、無駄なことはなくすべき
☐	周りの人を頼らず一人でやり遂げなければいけない
☐	一度始めた仕事や勉強は最後までやり通すべき
☐	発言と行動に矛盾がなく、一貫しているべき
☐	「正しい」ことをしなければならない
☐	自分は不十分で、よく間違える。 それを正さなければならない
☐	欲や煩悩は抑えなければならない
☐	ネガティブな感情は持ってはいけない
☐	劣ってはいけない、人並み以上でなければならない
☐	自分だけが大変、つらいと思ってはいけない
☐	苦難を乗り越えなければ成長はできない
☐	我慢強くなければならない
☐	弱音を吐いたり泣いたりしてはいけない
☐	努力していれば成長できる、自分は変われる
☐	人に嫌われず、皆と仲良くしなければいけない
☐	社会のルールに従わなければいけない
☐	どんなにつらくても逃げてはいけない

しがみつきを
生む教育

◎「良い子」と言われた子ども時代

「このくらいの我慢はするべきだ」「つらくても頑張らなきゃいけない」なんてまったく思わないという人は、頑張りすぎず上手に休めているでしょうから、もうこの先は読まなくてもいいかもしれません。

　でも、ほとんどの人は思い当たることが多かったのではないでしょうか?

　では、いつこの信念は生まれたのでしょうか?
「これは性格だから仕方がない」「今さら価値観は変えられない」と思うかもしれませんが、そんなことはありません。

　これらの信念がどうやって生まれ、それを持ち続けることがどれだけ自分を生きづらくしているかを、もう一度理性的に検討すれば、「とらわれすぎてはいけない」と気づける場合もあるのです。

　私のカウンセリングの扉をたたく人の中には、明らかにつらそうですぐにでも休んだほうがいいのに、なかなかしがみつきを手放せない人がいます。

　そしてその人たちは、**子どもの頃から「良い子」「優等生」だと言われ、学校や職場でも順風満帆で過ごしてきた人が多い**よう

に感じます。おそらく、しがみつきの元となっている信念には、子どもの頃の「教育」が関係しているのでしょう。

　子どもの頃を思い返してみましょう。
「今日は勉強しないで遊びたい」と思っても、希望している学校に進学するため、遊びたい気持ちを我慢して塾に行っていませんでしたか？　「今日は宿題をする気分じゃない」と思っても、先生に怒られてしまうから頑張ってする。学校は無遅刻無欠席を目指して、行きたくなくても登校する日もあったことでしょう。

　幼稚園の頃なら、親や先生、友達に助けてもらわず、一人で身のまわりのことを全部できたら褒められる。頑張れば頑張るほど褒められた。給食で苦手な食べ物があっても、時間をかけてあきらめずに完食することがえらいこと。友達に嫌なことをされてもケンカせずに、みんな仲良くしようと教えられたかもしれません。
　そうやって、**自分一人で頑張ることができて、周りに迷惑をかけず、みんなに好かれる、それが「正しい」こととして評価されるのが子どもの教育の世界**です。

　子ども時代は、大人になり社会に出たときに問題なく生活するための準備として、「我慢する」「あきらめずに頑張る」「全部一人でやり切る」「完璧を目指す」といった鍛錬が求められました。
　実際、これによって成長し、希望の学校に行けたり、行きたい会社に就職できたり、成功体験につながったこともあるでしょう。
　でもそれは、大人の世界でも通用するのでしょうか？

◎ 子どものまま社会に出た大人たち

　日本では特に、「頑張ること」「我慢すること」が美徳とされる傾向にあります。頑張るほど結果が出せて、周りに守られる環境にある子どもの頃なら、それでいいかもしれません。

　ただ、この子ども時代の価値観だけでは、理不尽で予測がつかない大人の社会は乗り切れないのです。

「最近ずっと頭痛がして体もだるく、仕事もどんどんたまっているけれど、出社しなきゃ怠けていると思われてしまう」
「親の急な入院の対応で心身ともにボロボロだけれど、家事も育児もいつも通りこなさなければ、母・妻として恥ずかしい」
「仕事量が増えてキャパオーバーだけど、同僚や部下に頼るのは格好悪いし、一人でやり切らなければ評価も下がる」

　これらは、子どもの頃に親や先生などの大人たちに「守らないといけないよ！」と言われたことを忠実に守り続けたために、逆に、悩みが大きくなってしまったケースです。

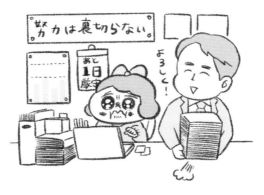

今あなたがもし、つらい気持ちを抱えているとしたら、ちょっと立ち止まって考えてみましょう。

　大人になった今もまだ、子どもの頃の価値観を軸にして物事を判断していませんか?

　休むことも逃げ出すことも、悪いことではないのです。自分の中にいる子どもに気づいたら、そっとそのこだわりから解放してあげましょう。

　育ってきた環境や親の教育方針などが影響するため、知らず知らずに身につけている信念は、人によってさまざまです。

　ここでは、「休めない」に通じる信念を9つ挙げて紹介します。自分の中に思い当たる傾向はないかチェックしてみてください。

　おそらく、ほとんどの人が複数当てはまると思います。自分が陥りがちな傾向は覚えておいて、苦しいときにしがみついてしまっていないか、確認するくせをつけましょう。

① 『我慢して、あきらめず、逃げずに頑張るべき』

　一番典型的なしがみつきです。子どもの頃は、「遊びたい」「休みたい」という気持ちを我慢して勉強すれば成績が上がり、希望の中学や高校、大学に合格できたかもしれません。

　やりたくない気持ちを我慢し、あきらめず、逃げ出さずにコツコツと知識を身につけていった先には希望する未来がある。一方で、ここで我慢せずあきらめて逃げ出したら、この先一生ダメ人間になると刷り込まれてきました。

　ところが社会に出てみると、体調不良を我慢して残業し続けたからといって必ず出世することはなく、頑張った分だけ営業成績が上がるわけでもない。

　むしろ、報われない努力のほうが多いものです。しかも大人になった体は、子どもの頃の回復力を持ち合わせていません。回復の時間を確保せず疲労を積み重ねていけば、取り返しがつかない状態まで自分自身を追い込む可能性もあります。

　無理をしたまま突っ走っていると、遅かれ早かれどこかでポキッと折れてしまうかもしれないのです。

　この信念が強すぎると、休むことが「我慢できなかった」「途中で仕事をあきらめた」「逃げた」と感じやすくなります。特に2段階では、2倍過敏になっている自信の低下、自責の念、不安を強く刺激するので、休むことがとてもつらい選択になってしまうのです。

学校のテストには常に「正解」が用意されていて、その正解と自分の解答が一致すればするほど、高得点がもらえました。正しい方法や正解に従ってうまくいったという成功体験があるのです。

　大人になってもこの価値観を持ち続けていると、世の中のあらゆることには正解があり、その正解に従えば成功すると思い込んでしまいます。

　例えば結婚でいうと、適齢期になれば結婚して子どもをつくり、子育てをするのが人生の「正解」で、結婚も子育てもしていない自分はダメな人間だと考えてしまう。

　仕事でいうと、「正しい方法」で仕事を進めるために有名な「〇〇仕事術」にならって仕事をする。ところがそれによりさらに忙しくなったり、そのスキルで十分な成果が出ない自分を責めたりしてしまう。

　このように、**世の中の正解を求めてしまうと、自分自身の中にある答え（実力や自然の欲求）との違いに思い悩むことになってしまうのです。**

　この信念が強いと、ほかの信念と連携して休めなくなります。休むことが正しいこと（正解）ではないからです。

　また、いったん休む必要を理解しても、「正しい休み方」にこだわり、世に出回っているさまざまな情報に振り回されてしまう傾向もあります。正しい睡眠法にこだわるあまり、逆に眠れなくなる人も少なくありません。

③『問題は解決しなければならない』

　例えば小学校のクラス内で争いが起きたとします。先生はこの問題を解決するために、クラス全員で話し合う時間をもうけました。先生は、どうしたら問題を解決できるのか、好き、嫌いといった感情的なものは抑え、知恵をふりしぼって、論理的に考え解決しましょうと説いたことでしょう。

　大人になって知識も増え、論理的な思考も身についた今、あなたは直面する問題を解決する自信があるかもしれません。

　ですが、ファイナンシャル・プランニング技能士の資格を持っているからといって、パートナーの金遣いの荒さを解決できるとはかぎりません。また、ある資格を持っているからといって上司に評価され、部下が素直に動いてくれるわけでもありません。

　世の中には解決できない問題がたくさんあります。それを忘れてしまうと、解決できない問題にずっと苦しめられてしまうのです。

　この信念は、休みたいという欲求より、現実の問題解決を優先させます。その結果、本当は休んでクリアな頭で考えたほうがいいのに、いつまでも鈍った頭で仕事をして、ミスをし、仕事を遅らせてしまいます。また、ありもしない「正解」を探し続けてしまうのです。

　そして、休むことは何の問題解決にもならないと考えます。これは、疲労がたまりうつへと進行していくメカニズムを知らないからです。

夏になると誰もが思い出す、夏休みの宿題。休みの間は毎日欠かさず日記を書き、2学期の始まりに提出していました。ラジオ体操への参加などもあったかもしれません。

　こうして夏休みという短期間にやり続ける目標を設定し、与えられた課題をきちんとこなすトレーニングを積んで、私たちは大人になりました。

　中間試験、期末試験、受験。文化祭、体育祭、全部そうです。

　そして、「途中でやめてやり遂げられなかった場合、悲惨なことが待っている」という過剰なイメージが「やりたくない」気持ちを抑え、頑張り続けるくせを残してしまったのです。

　この信念が強いと、自分で手を挙げたプロジェクト、自分が指示した仕事などから撤退することがとても難しくなります。

　大人になっても、一貫すること、やり抜くことにこだわると、心身ともに疲れていても、「このプロジェクトが終わるまでは休むわけにはいかない」と思い込みます。

　しかし仕事を中断したからといって、必ずしも悪い状態になるとはかぎりません。

　例えば、原始時代に日照りが続いて困ったとしましょう。みんなで水が出そうなところを掘り始めたところ、ある人は定めた1カ所を一貫して掘り続け、水が出るまでやめないぞと思う。またある人は、30cm掘って水が出なければあきらめて次の場所、また出なければ次の場所へ移動します。

　この場合、どちらが水脈を掘り当てるかは誰にもわかりません。

１カ所にとどまり、一貫してやり続けたほうがいい結果につながる、というわけでもないのです。

⑤『全部やらなければならない』

　学生時代の試験勉強はどのように取り組んでいましたか？

　苦手科目を克服して、全教科で良い点を取ることを目指した人が多いのではないでしょうか？　一芸入試という選択肢ができた今でも、その傾向は強いように思います。つまり、**人より劣っているところをなくそうとする人が多い**ということです。

　これには日本に根づいた「人より劣ることを恥じる文化」の影響があるような気がします。皆、横並びで一律に同じであることが、１クラス40人規模、１学年に数百人の大規模学校経営には必要だったことも背景にあるでしょう。また、「成績オール５」や「文武両道」など、勉強もできてスポーツ万能な完全人間に憧れた人も多いと思います。

　ただ、その考えを育児に持ち込んだらどうなるでしょうか？

　女性に多いのが、「妻として、母として、会社員としてすべて完璧にこなさなきゃ」と考えている人。昔なら、親や兄弟姉妹、近所の人などたくさんの手を借りて取り組んだ育児を、今はワンオペで行う人も増えています。

　その上、昔なら親から教えてもらいながら、経験を積んで徐々に親になっていけばよかったのが、「生後１カ月の授乳間隔」「生後３カ月のミルクの量」「生後半年の睡眠時間」……など情報が

あふれかえっていて、「全部やらなければ」と思い込んでしまいがち。

　そもそも全部できる量ではないのに、「やらなければならない」というしがみつきで、自ら追い込んでしまっている状態です。

　この信念は、当然仕事量を増やしてしまいます。結果、疲労を深め、しかも休むと仕事が遅れるため、休むことにも抵抗してしまうのです。

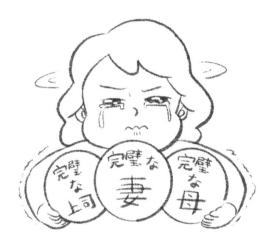

　大人になっても「成長したい」という気持ちを持ち続けている人は多いでしょう。20代くらいまでは年々あらゆる面で成長していく実感もあったかもしれません。

　しかし、30代から40代、50代と歳を重ねるにつれて、誰もが体力や暗記力など、体や脳の衰えを実感するタイミングがきます。それは当たり前のことで、あなただけの話ではありません。

「成長したい」と思うこと自体は良いことです。でも、**いつまでも「あの頃のようにまだまだ成長できる！」なんていうのは大間違い**。「思うように成長しないな」と思ったら「私も大人になったな」と、認識しましょう。

　この信念があると、疲労でうつっぽくなり不調を感じても、「今の苦難を乗り切ってこそ成長」と考えてしまいます。休むことは成長とは逆の行為に感じるため、選択肢に入らないのです。

⑦『人に頼らず、一人でやり遂げるべき』

　子どもの頃は一人でできることが増えるとよく褒められました。

　親の立場で考えると、子どもが自分でご飯を食べられたり、出かける準備ができたり、一人でできることが増えれば、親の仕事が減って時間的な余裕もできるからです。

　でも、**「一人でできたら認めてもらえる」という考えに呪縛のようにとらわれ続けると、どんなに苦しくても助けを求められない人になってしまいます**。時にそれは、人に対する過剰な恐怖に変わり、さらに人を頼れなくなってしまうのです。

　この信念が強すぎると、援助を求めるタイミングを逸し、どんどん疲労をため込むだけでなく、誰かが自分の不調を察してくれる機会も失うので、うつを悪化させてしまいます。「誰かを頼ること」になってしまうので、当然、休みも取りにくくなります。

人に嫌われたくないのは、とても自然な感情です。

　例えば原始時代では、嫌われる＝敵をつくること。敵をつくれば攻撃される危険があるため、仲間の中で嫌われないようにするのはごく自然な行動でした。

　ただ、この信念が強いと、休むことに強い罪悪感と不安を覚えます。もし、自分の仕事を同僚が負担することになり、嫌な思いをしたら、その同僚は後で自分を攻撃するかもしれない……。そんな恐怖を感じるくらいなら、自分でやったほうが楽だと判断し、頼むことを止めてしまうのです。

　攻撃というと大げさに感じるかもしれませんが、**「嫌われる」可能性を考えると、やはり休まず責任を果たしたほうが無難に過ごせると考えてしまいます。**

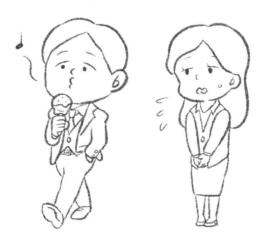

⑨『完璧、完全でいたい、良い子でいたい』

　自分が目標に向かってきちんと進んでいるかどうか、人は定期的に自己評価するくせがあります。

　上司が言うことには歯向かわず、理不尽だと思っても笑顔で対応し、どんなに嫌なことを言われても営業先に足繁く通い、疲れていても休まない。でも、そうやって感情を押し殺して「職場での正解」通りに行動しても、上司から怒られ、客先からも嫌われてしまうこともあるでしょう。

　すると、「やり方が悪いからいけない」「まだまだ努力が足りない」と考えて、「私はダメな人間だ」と自分を責めていませんか?

　人はできたところよりも、できなかったところに目がいってしまうものです。**やるべきことはある程度できているのに、「完璧・完全」でないことで不安になったり、それによって人に嫌われる恐怖が大きくなったりしてしまいます。**

　この信念が強すぎると、自分の苦しさより、他者からの評価を重視してしまいます。多少疲労し不調に陥っても、必死でそれを隠し、決して休もうなどと思わなくなってしまうのです。

Point　しがみつきの傾向を知って
　　　　思考の方向転換をしてみよう。

子ども時代に刷り込まれた9つの信念の傾向を見てきましたが、子どもの頃からとても大切にしてきた価値観なので、そう簡単に手放せるものではありません。

　例えば、周りの人たちから見て、顔色が悪く、笑顔も減り、とてもつらそうにしているのに、「自分は無理なんかしていない」「私が休んだらほかの人が大変になる」と、頑なに休まず働き続けようとする人がいます。以前は楽しんでいた週末の外出も最近では億劫になり、土日は家で寝続ける日々。「有給休暇が余っているのだから、もっと休みを取ったらどうか」と言っても、耳を貸しません。

　これは「仕事（活動）」にしがみついている典型的な例です。苦しいのにやめられない、休めない状態。

　では、そもそもなぜそこまでしがみつくのでしょう？

　それは、**しがみつき（＝休まないこと）に、ひそかな快の部分がある**からなのです。

　明らかにつらそうなのに「快がある」というと、不思議に思われるかもしれません。その理由を知るために、しがみつきに陥ってしまうメカニズムについて考えてみましょう。

◎ しがみつきを強くするのは、
　　不快からの解放の快

　Chapter1 でお伝えしたように、感情とそれによって引き起こされる行動は、密接にかかわっています（26 〜 27 ページ参照）。

　不安や恐怖、怒りといった「不快」な感情は、猛獣に襲われるなど差し迫った命の危機に対して即座に「逃げる、遠ざかる」といった対応ができるように発生しました。

「不快」だけでなく、心地よい「快」の感情も同じです。目の前に現れたものが命を守るために必要なものであれば、嬉しい、楽しいなどの快感情を呼び起こし、食料となる獲物や、子孫を残すための異性に「近づこう」という行動につながりました。

　この「不快と快」が引き起こす行動には 2 種類あります。

　1 つ目は、「苦しい現実を避け、安全で居心地のよい現実に近づく」ための行動。2 つ目は、「希望を達成するため、こうあるべきだという姿に近づく」ための行動です。

　1 つ目を身近な例でいうと、「水分を取らないと死んでしまうほどの状況で飲む水」は強烈な快です。あるいは、「凍え死んでしまうような場所から暖房の効いた家の中に入ったとき」の快。苦しい現実を避け、安全な現実に近づいたときの快は、最初の 1 回きりの大きな快です。

　2 つ目は、「飲む」という行動だけを引き起こすのではなく、「もっとおいしいものを飲む」ための「不快」と「快」です。これは中間目標（29 ページ参照）へのチャレンジです。

ただ、その「もっと」という期待を超えるのはなかなか難しいもの。だから、1つ目のようにすぐに強烈な快を得ることはありません。むしろ「期待を超えるおいしいものではない」と不快を感じるほうが多いのです。

　快をそれほど感じられない一方で、むしろ不快を強く感じることが多い……中間目標を追い続けるのが苦しいわけです。

　しがみつきの行動は、どうしても必要だからするのではなく、なかったら「不快」になるものです。

　例えば、すでに2段階にあり、いろいろな身体不調とともに、毎日自分へのダメ出しが続き、将来を考えても漠然とした不安なイメージで押しつぶされそうな日々を過ごしていると思ってください。

[2種類の快・不快]

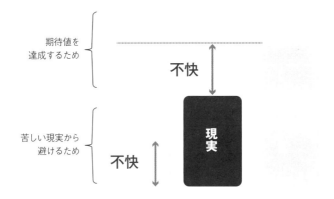

そんなとき、仕事に集中して結果を残せたら、日々感じているうつうつとした不快を一瞬忘れられますよね。仲間とともに働くことで気分転換にもなります。同僚に「助かったよ」と言われれば自分の存在意義を感じ、苦しくても頑張ってよかったと思える。このちょっとした快で日頃の不快が軽くなるのです。

その状況で「仕事を休む」ということは、一見仕事のストレスから離れて楽になるように見えても、本人にしてみれば不安です。仕事は、つらく苦しい「不快」から逃れるための唯一の行動だからです。結局、仕事にしがみつくしかないのです。

しがみつきの対象は、仕事だけではありません。アルコール、タバコ、ギャンブル、ゲーム、SNS、異性関係、借金、買い物など、「依存」と呼ばれる状態は、苦しければ苦しいほどやめられないものです。

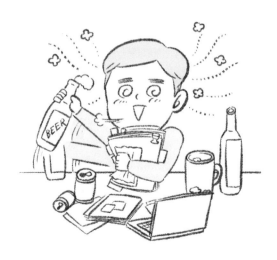

アルコール依存ときくと、お酒が好きでおいしいと思って飲んでいると思われがちですが、本当はお酒を飲まなければ呼吸ができないのと同じくらい苦しいから飲むのです。**お酒による単純な快感を得ているのではなく、苦しさ（不快）を小さくするための快を必死に求める行為。だから、しがみつきからはなかなか抜け出せません。**

　無理をしても働き続け、休まないから疲労をさらに積み重ね苦しさも増す……本人がその悪循環に気づいたとしても、仕事をすることで今の「不快」を避け、一時の「快」を得ているので、苦しくても続けてしまうのです。

　なかなか抜け出せないしがみつきの悪循環。自分を追い込みすぎて取り返しのつかなくなる前に、しがみつきを手放すにはどうしたらいいのでしょうか。

「こうすれば解放されます」という誰にでも通じる対処法があればいいのですが、対処法は人それぞれ。しがみつきの元になる、子どもの頃に刷り込まれ、長年信じてきた価値観の偏りや考え方のくせは、人それぞれ違うからです。

とはいえ、あなたが今「疲れているのに、しがみつきで仕事を休めないのかもしれない」と気づけたのであれば、それはとても大きな一歩です。

◎ 疲労の借金をためないようにする

しがみつきに気づいたら、「すぐに何とかしなければ」と思わず、**まず「自分の今のエネルギー以上のことはしない」ことだけを意識してみましょう。**

これは、今まで努力して成長してきた人からすると、最初は難しいかもしれません。成長を求めないこと、上を目指さないことは、「サボること、手を抜くこと」になってしまうからです。

でも、考えてみてください。500円しか持っていないのに1000円のランチを食べますか？　自分の能力以上のことをし続けるというのは、500円しかないのに1000円のランチを毎日食べ続け、借金がかさんでいくことと同じ。「理想的な生活をしています」と言いながら身の丈に合わないものを買い、借金し続ける暮らしをしているということです。

自分で何かやり遂げようと思ったとき、「どこまでなら今の自分が持っているエネルギーだけで（これ以上疲労をためないで）できるか」を考えて行動してみましょう。

持っている能力でできない部分は頼ればいいのです。もしくは、人に頼らずにやり遂げられる環境を選ぶというのもいいでしょう。

体力がどのくらいあるか、得意なこと不得意なことなどは人それぞれなので、他人と比べず、自分の能力を見極めて行動することが大事です。

　500円しか持っていないのに1000円のランチを食べたいと思ったら、あと500円稼いでたまるまで待つしかありませんよね。
　ある行動をするには、体力が足りなければ体力が戻るまで休んでエネルギーをためるしかないのです。
「絶対に一人でやる！」ではなく、「迷惑かもしれないけれど、自分の能力だと一人でできるのはここまで。残りは人に頼もうかな」と考え、自分に合ったほどよいところを知ることが、しがみつきからの解放につながります。

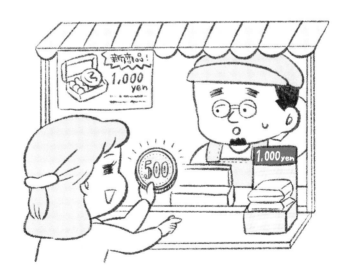

◎ ほどよくあきらめる力をつける

　本来であれば、子どもから大人になる過程で、「我慢し、あきらめず、逃げずに頑張ったからといって必ず成功するとはかぎらない」ことや「世の中には、必ず正しい方法や正解があるわけではない」ことに気づき、この価値観を軸においてはダメだと修正していくのが自然な流れです。

　でも現代は、ほとんどの人が大切に守られた学校という"箱庭"環境で20年近くを過ごします。そのため、"箱庭"から出て社会の荒波の中に入っても、20年近く大切にしてきた指針が根深く残っている人が多いのです。

　ただ、遅すぎることはありません。社会に出て「就職試験に落ちた」「出世が遅れた」「結婚したいのにできない」など、挫折やうまくいかないことを経験するに従って、「どうなるかは、やってみないとわからない」と気づけば、自然と「こうあるべきだ」「こうでなければならない」といった価値観の偏りは薄れていきます。
　こうやって、子どもの価値観を大人の価値観に進化させていけば、何歳からでも「ほどよいところであきらめる力」を身につけることはできるのです。

　ただ、この観点からすると、ここで取り上げてきた「仕事へのしがみつきを何とかしよう」という思いさえ、あきらめることが必要な場合があります。
　「休まなければ」と必死になりすぎると、頑張りたいという思い

を我慢することになり、葛藤が大きくなるので、その分エネルギーを使ってしまうのです。

　ではどうすればいいかというと、例えば日本の誇る心理療法である森田療法では、「あるがまま」という態度を推奨しています。「休んだほうがいい」「子ども時代に刷り込まれた信念をゆるめたほうがいい」……それはその通りですが、そうならないものは受け入れるしかないのです。これが「あるがまま」。

　少なくとも、休もうとする努力のエネルギーを節約できます。それだけでだいぶ楽になる人も多いのです。

本当の強さは自分の状態を知っていること

　さて、実はこれまでは「理性」のほうから皆さんにアプローチしてきました。

　ただここまでの内容を読んで、頭では理解できても、いわゆる「納得」はできていないという人も少なくないと思います。

　疲労の２段階になると感情のパワーが非常に強くなり、理性よりも感情に働きかけなければ納得のいく状態になりにくいものです。

　感情は論理よりも、イメージや体感、時間や雰囲気などによって動きます。

　ですから現実の私のカウンセリングの中では、これまでのような論理的な説明や説得はそれほどしないのです。

　現実的なカウンセリングではイメージを多用します。例えば先ほどの500円しか持っていないときの1000円ランチの話などはイメージが湧きやすいでしょう。

疲労の状態を伝えるときは、スマホのバッテリーの話をします。

　私たちは、スマホのバッテリーにはかなり敏感になっています。必死で充電場所を探したり、予備バッテリーを持ち歩いたりする人も多いですよね。それなのに**自分自身の充電にはほとんど意識がない**のです。そんな人たちには、自分の充電も大切にしてくださいとお願いしています。

　今感じているさまざまな不調については、スマホのバッテリーセーバーが働いている状態と説明します。私のスマホはバッテリーが20％を切ると画面が暗くなったり、使えるアプリが制限されたりします。この状態が2段階。まだ使えるけれど自分だけは何となく不調を感じている状態です。もちろんバッテリーが切れたら3段階。スマホを持っていても連絡できなくなります。

　そのほかにもストレスをコップで例えることがあります。

　今はコップが水（＝ストレス）であふれそうだから動けなくなっている状態です。この場合、コップの中の水を全部出す必要はありません。コップの水を少しだけ減らせば、余裕ができて活動できるようになります。これがちょっと休む、休んでみるという効果だとイメージしてもらいます。

　このほかにも「絶対休めません」と言う人には、もし今、交通事故にあったとしたら、とか、がんを宣告されたら……などと考えてもらいます。そう考えると仕事の申し送りなんて、とても小さなことのように感じるのです。

また、休むのは心の弱い人だと考えている人は多いのですが、そんな人には自衛隊で伝えている「本当に強い兵士」の話をします。

　ある米軍の伝説の古参兵が、「本当に強い兵士とは？」という問いに、「自分の状態を冷静に把握し、仲間に助けを求めることを躊躇しない兵士である」と答えたといいます。

　戦場という本当に冷徹で真剣な場面では、兵士が自分でやりたいとか成功したいなどという美学にとらわれていては、軍の任務は達成できないのです。

　そのため私は、**逃げられる、助けを求められる**ことは決して心が弱いのではなく、**「大人の心の強さ」**と表現しています。

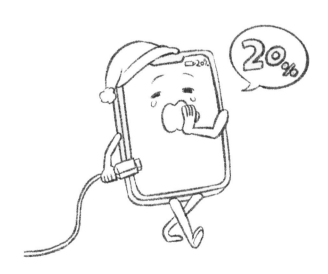

第三者を頼ることも かしこい選択

◎ 第三者の客観的な意見を取り入れる

しがみつきに気づいて手放したいと思っても、ずっと抱えてきた価値観を一人ではなかなか変えられないという人もいるでしょう。

「私はまだそれほど大変な状態じゃない。これくらいの苦しさなら、みんな一人で乗り越えているはず」と考え、頑張り続けようとするかもしれません。

元気な状態であれば、理性と感情のバランスが取れます。「全部やらなければならない」と偏った価値観によって感情が突っ走ることはなく、「いやいや、まずはここだけやってみよう」と自分の中の理性で解決できることも多いかもしれません。

ただ2段階まで疲労がたまり、以前のように仕事がまわらない、また眠れない日が続いているなら、一人で考え込まず、第三者に頼るタイミングかもしれません。

第三者は、パートナーや友人、親、上司や同僚など信頼できる身近な人でもいいでしょう。ただ気をつけたいのが、「会社を辞めるか、辞めないか」といった極端な相談になりやすいこと。

2者択一の課題に対する相談は、相談した相手からある方向性

を押しつけられて、苦しくなることが多いのです。

　そうならないために、今目の前で抱えているもの、例えば「このプロジェクトを最後までやり遂げなければならないと考えると、とてもつらくて眠れなくなる。仕事も手につかない、吐き気がする……」などと、体調や気持ちを打ち明けてみましょう。

　そうすると、相談するうちに相手にもあなたの苦しさを理解してもらいやすくなります。

　また、「このプロジェクトをやり遂げるために、休日出社してまでやっているそのほかの仕事を削ろうか」など、ほどよい対応策に行き着くこともできます。

Point　一人で抱え込んでしまうのは危険。
第三者に意見を求めてみよう。

② 専門家による心のチェック

　ここで難しいのが、**周囲にいる第三者の中にも、子どもの頃の価値観にしばられている人が多い**ことです。相談した相手から、「成長するためにもっと頑張ろうよ！」「ずっとやりたかったことでしょ？　今あきらめたらもったいないよ！」などと言われたら要注意。その言葉に背中を押されて頑張ってしまうと、また悪循環に陥ります。

　このような場合は、専門家である精神科医やカウンセラーを頼るのも１つの手です。

「カウンセラーに相談するのはハードルが高い」「うつ病とまではいえないのに、精神科を受診するのは抵抗がある」……そう思う人も多いでしょう。

　ただ、疲労は感知しにくいもの。専門家に今の状態を客観的に見てもらったほうが安心です。**「自分の心の状態をチェックしてみよう」といった軽い気持ちでカウンセリングの扉をたたきましょう。**

　とはいえ現実には、この疲労からくるうつ状態に上手に対応してくれるカウンセラーはそれほど多くはありません。相談しても、やはり医療的な視点から無理難題を押しつけられたと感じる相談者は多いようです。

　もしあなたが疲労の２段階、３段階にいて、理性よりも感情的な思考が勝る状態にあるなら、きちんと疲労や感情へのアプローチができるカウンセラーに頼ったほうがよいでしょう。

　私が理事長を務めているメンタルレスキュー協会はそのようなアプローチをＭＣ３（メッセージコントロールベースド・クライシス・カウンセリング）として紹介しています。

　感情へは論理ではなくイメージや雰囲気でアプローチするということを話しました。実は一番強力なイメージのケアが、「この人は私の味方だ」と感じられるような対人支援なのです。

　味方が一人いれば外的な問題は変わらなくても、だいぶ心強く感じるものです。

　そうなると理性も復活しますので、その状態で疲労のメカニズムを説明し、仕事を休むことや医療を活用するなどのオーダーメ

イドな具体案を一緒に考察していきます。

　今はリモートでも支援を求められる時代になりました。周りに相談できる人がいない、相談しても否定されてしまったなど、よい相談相手が見つからないときは、一度専門家であるカウンセラーを探してみるのもよいでしょう。

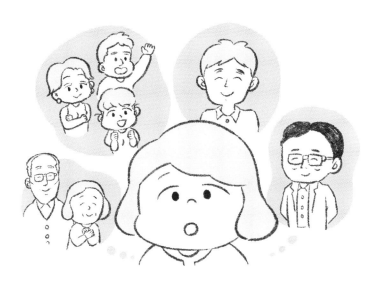

Chapter 3

ちょうどいい
「休み方」を見つける

「ここまで読んで、自分もうつっぽいことに
気づいたし、休みが必要なのもわかりました。
ただ、やはり休むのはハードルが高くて……。
どうしたらいいんでしょう?
ほかの人はどうやって抜け出したんですか?」

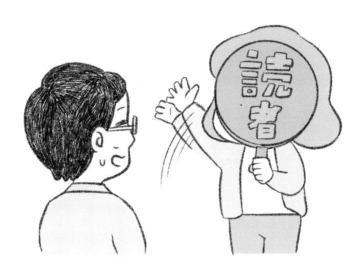

「そこです。皆さん、
これをやればうまく対処できると
いう方法があると思っていらっしゃる」

「え、ないんですか……」

「（笑）ショックを受けないでください。
対処方法はありますよ。
でも万人に効く方法なんてないんです。
あなたに効く、あなただけの方法を、
探さなければならないんです」

「探すんですか……」

「そうです。カウンセリングなら個人に
合う方法を一緒に探してあげられますが、
本では無理です。そこで、これから
いろいろな人のケースを紹介するので、
その中から自分に近いものを参考にしてみて
ください」

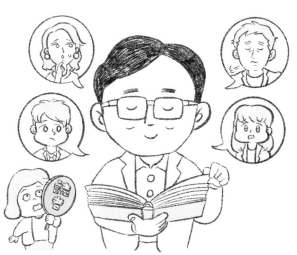

まだ頑張れるはずと言い聞かせる

Aさん 最近、肩にも頭にも重石がのっているように体がだるくて。かかりつけ医には特に異常ないと言われたんですが……。

先生 異常ないと言われた、とりあえずそれはよかったですね。でもだるさがひどいのですね。眠れていますか?

Aさん いえ、眠れないんです。そのせいなのかやる気も出ず、なにかとイライラして、それで妻とも険悪になってしまって。

先生 あらあら、奥様とも険悪になっちゃったんですね。そうですか。お仕事はなかなか休めない状況ですか?

Aさん そうですね、基本忙しい仕事です。しかも今、少しさばけなくなっていて、その分残業が増えています。だから、休むわけにはいきませんし、休まなければならないほど疲れてはいないと思います。

先生 そうですか。疲れていない感じなのに眠れず、だるい。イライラしてやる気も出ない。もしかしたら、自分でも疲労に気づかない「表面飾り」の状態かもしれませんね。

　眠れない、イライラする、体がだるい、仕事がまわらない……こんな状態が続いていれば、疲労の2段階「プチうつ状態」（21ページ参照）にある可能性が高いです。

　プチうつ状態の人は、うっすらと「何かこれまでと違うな」と感じても、自分がうつ（弱った状態）だとは思いたくありません。そして逆に「大丈夫！　今までと同じようにやっていける」と思い込む傾向にあります。これを私は、「表面飾り」（22ページ参照）と呼んでいます。

　できればこの時点で休んで、これ以上疲労を蓄積しないようにしたいところですが、多くの人にとってそれは難しいこと。通常の2倍疲れやすくても、その分2倍頑張ればいつものパフォーマンスを出せてしまうからです。そうして「頑張れば何とかなるのに、ここでへこたれるわけにはいかない」と取り繕ってしまう。しかし、飾れば飾るほど疲労は深まります。つまり、この表面飾りもしがみつき（24ページ参照）の一種なのです。

　理性では、「限界だからそろそろ休んだほうがいい」とわかっていても、「まだまだやれる、そんなに自分は弱くない（と思いたい）」という気持ちのほうが強くなっている状態です。

　もし周りの人に「顔が疲れてるよ」「休んだら？」と言われて、一生懸命否定する自分がいたら、表面飾りをしていないか、自分自身に問いかけてみましょう。**不眠や体のだるさ、食欲不振、身体不調、イライラ、気力の低下、仕事のミス、仕事の遅延などの変化は、疲労がたまっているサインです。**このサインに早く気づけたら、未病ならぬ「未うつ」の段階で食い止めることもできます。

誰かに相談しても何も解決しない

じゃあ私は結構まずい状態なんですかね。実は最近、「会社を辞めたい」という気持ちが強くなっているんです。学生時代の友達にも相談しているのですが……。

それは重大な問題ですね。

そうなんです。友人は「そんな無能な上司の下で働くくらいなら、別の会社に移ったほうがいいよ。前から今の会社で2年働いてスキルを身につけたら転職するって言ってたでしょ？」と、親身になってアドバイスをくれました。でも、決断できないんです。

決断できない。

たしかにそうだと思う一方で、「転職してももっと嫌な上司がいたらどうしよう」とか「そもそも、転職先なんて見つかるのか」と思っちゃって。

どちらも不安要素が見えてしまうんですね。

はい。でも、このままあと1年働き続けることを想像すると、それはそれで、とても耐えられない気がします……。

疲労の2段階になると、「会社を辞めるか、辞めないか」といった大きな問題への対応が難しくなります。

　1段階でエネルギーが十分にあるときなら、自分で考えて、「2年でスキルを身につけたし、辞めるときがきた」「こんな上司の下で働いてストレスをためるなんて時間の無駄だ、辞めよう」などと決断できます。また友人にアドバイスをもらえたら、自分の気持ちと並べた上で、ベストな選択ができるでしょう。

　しかし、エネルギーが不足している2段階では感情が2倍刺激されるので、苦しさのあまり後先考えず衝動的に辞表を提出してしまったり、Aさんのように不安が強くなり、どちらにも決められない状態が長引いたりします。こんなときは、誰かに論理的に諭されれば諭されるほど、「頭では理解できるのに決断できない」自分の情けなさを感じ、さらにつらくなってしまいます。

　昔から**「うつになったら大きな決断は先延ばし」**といわれます。理性的ではない状態で行動しても、後悔することが多いからです。

　Aさんの場合も、会社を辞めるか辞めないか問題はいったん保留するとします。そうなると辞めずに働き続けるわけですが、これまで通りではいけません。

　例えば、職場に相談して嫌な上司と絡まなくていい状態にしてもらう、体力を消耗する出張を減らす、土日は家事も頑張らず休息の時間とする、通勤時間を減らすため職場の近くのホテルやウィークリーマンションで過ごすなど、エネルギーをできるかぎり消耗しない方法を試す作戦を立てます。

　そういう生活をしてみて、頭が働くようになったら退職問題を検討するといいでしょう。

（2週間後）あれから努めて休むように意識し、残業も控えているんですが、相変わらず頭がまわらないままの感じです。

そうですか。土日は休めていますか？

はい。以前は家族と旅行したり、買い物したりしていたのですが、提案してもらった通り、今回はただ家でぼーっとするようにしました。ただ、何もしないのはとても苦手です。

そうですよね。皆さんそうおっしゃいます。でも、頑張ってぼーっとしてみてください。睡眠時間はどうですか？

最近は夜12時前にはベッドに入りますよ。そこからネットで動画を見るのが日課なので就寝は深夜1時くらいでしょうか。

うん、それで朝は何時に起きていますか？

7時です。毎日6時間は寝られています。

なるほど。それはちょっと睡眠が足りないのかもしれませんね。パフォーマンスも上がってこないでしょう。

毎日6時間も寝られたら十分だと思っていませんか？　もちろん疲労がたまっていなければ、6時間睡眠で十分な人もいるかもしれません。日本人の平均睡眠時間も大体6～7時間。平均と同じくらい眠れば大丈夫だと考える人も多いでしょう。

　下の図は、ある眠りに関する研究結果です。6時間睡眠と8時間睡眠を続けるグループに分け、そのパフォーマンスをテストしたものです。**6時間睡眠の場合、どんどん脳の反応速度は落ちていき、2週間後には2日徹夜した人と同じ程度までパフォーマンスが落ちています。**さらに怖いことに、2日徹夜した人は自分のパフォーマンスの低下を自覚していましたが、6時間睡眠の人は自覚できていなかったのです。

　睡眠は、疲労からの一番の回復薬です。元気なときでも、できれば8時間は取りたいもの。Aさんのように、疲れをためてそれを回復させようとするなら、9時間の睡眠を取ることをすすめています。

....

[**睡眠と脳のパフォーマンス**]

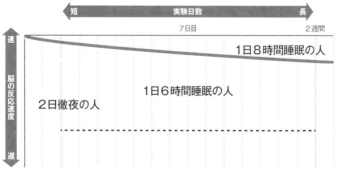

出典：Van Dongen HP et al. Sleep.2003;26（2）:117-126をもとに作成

（さらに2週間後）少し前向きに戻ってきたと思ってたんですが、昨日仕事でちょっとしたミスをしてしまい、かなり落ち込んでます。

小さなミスで、落ち込んじゃったんですね。

はい。そのことで例の上司に部下の前でネチネチと嫌味を言われたんです。勤続20年以上頑張ってきて、今さらこんなことで怒られるなんて……怒りと悲しみでいっぱいです。

それはショックでしたね。

これまで何とか付き合ってきましたが、昨日の件でもう限界を感じちゃって。「保留」と言われていましたがやはり辞めどきかと。

そう感じちゃうのも、無理もないですよね。

でも今後のことを考えると、また胸が苦しくなるんです。これからの生活をどうするのか、まったく考えがまとまらなくて。意欲も湧かず、もうすべて投げ出して逃げたくなります。

わかりました。一緒に考えましょう。その前に、ちょっと深呼吸でもしてみますか。

2段階のプチうつ状態にあると、感受性は2倍。小さなミスをおかしたという自責の念も、嫌味に対する怒りも、上司に怒られた不甲斐なさも通常の2倍強くなります。そのような大きな感情の波に翻弄されているときに、冷静に考えようとしても難しいものです。

　さまざまある選択肢を冷静に判断するために何より必要なのは、もちろん睡眠。そして、一時的にでも落ち着くために取り入れたいのが、「呼吸法」です。

　まず、今の嫌な気持ちを点数で表してみましょう。10点満点中、何点くらいの嫌な思いを抱えていますか？　その点数を覚えておいてくださいね。その上で次の手順で呼吸をしてみましょう。

①肩や首などの体の力を抜く（座っても寝転んでもOK）
②お腹に手を当て、お腹が膨らんだり、へこんだりすることを確認しつつ、**いつもより少し長く、少し深い腹式呼吸**をする
③リラックスした状態で2分間、20回ほど腹式呼吸を続ける

　苦しい感じがしたら、頑張って乗り切ろうとするのではなく、呼吸を調整します。苦しみを感じない範囲で、いつもより少し長く、少し深い呼吸をするのです。**「正しい呼吸」をすることではなく、「楽だな」「心地よいな」と感じることが一番大切**です。

　1セット終えて、点数がちょっとでも下がっていたら成功です。体の緊張状態が解けて感情もゆるみ、少し冷静に思考できるようになります。緊張を感じたら、いつでも実施してください。

　心地よければ、2分間、約20回にこだわらず続けても大丈夫です。日頃から行えば疲労を予防する効果もあります。

（呼吸法の実施後）実は、上司のほかにもいろいろプレッシャーがあって。

ほう、どんなことですか。

1つは部下のことです。指導すべき点が多々あるのですが自分の仕事で余裕がなくて。それに妻がもともと患っていた病気で4日前に入院してしまい、病院通いで、今、家の中がひどい状態なんです。子どもの高校受験もあるのにかまってやれず申し訳なくて。

え！ それは大変なことになっているじゃないですか。自分のことだけでも大変なのに部下の指導、奥様の入院にお子さんの受験まで。

今一番気になるのは息子の受験です。相談に乗りたくても調べる気力もなく、話を聞いても気もそぞろで。それが申し訳なくて……。

そのほかにも、問題が山積みですものね。

ただ、妻の入院も初めてではないし、部下のことも自分が期待しすぎなければ、とは思います。息子のことだってもう大人なんだから、一人で決断できるとも思うのですが……。

2段階の自分を回復させようと努力している最中に、部下の問題、妻の入院、家事と子どもの受験支援……。そんな中で上司から小言を言われ、Aさんの感情は爆発してしまいました。

　一方で理性では、1つひとつは小さな問題だと捉えられているようです。しかし2段階の2倍モードのときは、それぞれ2倍の負担感になるので、「やるか、やらないか」「任すか、任さないか」などの葛藤が大きくなっている状態です。

　葛藤は、知らないうちにどんどん膨らんできて、あなたを追い詰めます。生まれた葛藤は小さなうちに解消しましょう。

　葛藤と向き合うのに一番効果的なのは、人に相談することです。「愚痴を言っても問題が解決するわけではないし、みんな自分で解決していることだ」なんて思わないでください。

　相手を選んで、「妻が入院して大変だ」「部下がひどくて困る」と、どんどん口に出しましょう。「それはつらいね」「私もそうだった」などと共感してもらった分だけ葛藤は小さくなり、徐々に自分の中で冷静に解消方法を考えられるようになります（味方効果72ページ参照）。

　相談できる人がいない場合は、時間をおいてみる方法も有効です。時間をおくと、「大変だ！」と思っていたことが徐々に「大した問題ではないんじゃないか」と思えてきます。何か少し楽しいこと、集中できることに時間を費やしてみます。そうやって気を紛らわしているうちに、ふっと新たな選択肢が現れたりするものです。

自分がどうしたいかわからない①

Bさん　仕事だけの毎日に、いつまでこんな日々を続けるのだろうと暗い気持ちになります。学生時代の友達はみんな結婚し、子育てに仕事にと充実していて。独身でパートナーもいないのは私だけで、誰にも相談できないんです。

先生　つらそうですね。体調も悪いんですよね。ちょっと仕事から離れてみたいと思いませんか。

Bさん　それもはっきりしなくて……。仕事は好きで、嫌な人がいるわけでもなく。きっと同僚たちには問題なく働いているように見えていると思います。でも、「いつか結婚したいけど、不器用だから仕事も家事も子育ても両立できるだろうか」「子どもを産むなら年齢的にもそろそろ相手を見つけないと」なんて考えたら仕事への意欲も湧かなくなって、仕事もプライベートもどうしたらいいのか……。

先生　自分がどうしたいかわからない状態なんですね。「こうしなきゃ」「こうならなきゃ」という気持ちと、「嫌だ！　私はこうしたい！」という気持ちが行ったり来たり……。それに、まだ意識できていない気持ちもありそうです。まずは、すべての心の声に耳を傾ける「心の公聴会」をしてみましょう。

いろいろな思いがごちゃごちゃしていて、休みたいのかさえわからない、そんなときはまず、自分の「思い」たちの声をしっかり聞くことが大切です。私はこれを「心の公聴会」と呼んでいます。

　心の公聴会を始めるときは、まずは体の緊張をほぐします（85ページ参照）。体がゆるんだら公聴会スタートです。

　一般的な公聴会では、何かの事案に対して「賛成」「反対」どちらの意見も拾い上げていきます。心の公聴会も仕組みは同じ。

　コツは1つだけです。**「こんな考えを持っていてはダメだ」「こんなこと口にしてはいけない」と思っていることも、情けない、恥ずかしいなどと思わずにすべて包み隠さず言葉にしましょう。**

　頭の中で言葉にしても、書き出してもどちらでもOK。なるべく全部の思いの声を、できるだけ素直に言葉にしてみましょう。

　なかなか思いが出てこない場合、自分に質問してみましょう。

　本当に結婚して出産したいと思っている？　本当に仕事だけの毎日が嫌なの？　みんなが結婚してママになっているから、私も同じようにしないと恥ずかしいのかな？　それとももしかして今は結婚より仕事に集中したいと思っている？　「出産の期限」はそんなに気になる？

　こんなふうに「本当にそう思っているのか？」「ほかにも感じていることはないか？」と質問します。このとき、問い詰める感じではなく、答えをゆっくり待ちましょう。出尽くしたと思っても、「ほかにも言いたいことはない？」と問いかけ続けてみてください。抑圧された小さな感情にも光を当てましょう。**心の声を包み隠さず徹底的に吐き出すと、自分でも意外な「本音」が見つかるかもしれません。**

Bさん
心の声を拾い上げていたら、自分の醜さが嫌になってきました……。「仕事があって健康なのに、なぜこんなに不安?」「結婚したら安心できるのにそれができていないことが不安?」「本当に結婚したい?」……と心に問いかけ続けていたら、最終的に「結婚して子育てに仕事にとキラキラしている友人をうらやむ自分」がいたんです。

先生
上手に心の声を聞けていますね。

Bさん
そうなんですか……。でも先日、友人たちと会ったときに、優秀な娘の話や仕事で成功した話を聞いて、見下されたような気持ちになりました。友人たちは、そんなこと微塵も思ってないと思うんです。私って嫌な人間ですよね……。

先生
そんなことはありませんよ。醜い感情と思っても、1つひとつがあなたの分身で、あなたを何かから守ろうとしてくれているんですよ。「醜い」と否定せず、「戦ってくれて、私を守ってくれてありがとう!」とすべての思いを受け入れてあげてください。すると、もっとお話ししてくれるかもしれません。

心の公聴会を開くときは、つねに「野党」の話に注目することが大事です。虐げられ、抑圧されてきた"少数派"の意見に丁寧に耳を傾けてあげましょう。誰かをうらやむ気持ち、憎む気持ち、嫌いだと思う気持ち……世の中で"醜い"とされている感情は、「そんな気持ちは持っていてはいけない」と片隅に追いやられてしまいがちです。

　ただ、「野党」の声に耳を傾け続ける行為は、寝た子を起こすようなもの。一気に火がついて怒りが強くなったり、どうしようもなく悲しくなったりすることがあります。そうなったらいったん、心の公聴会を中断しましょう。

　動画を見たり、散歩をしたり、おいしいものを食べたりして気分を変えます。そして気持ちが落ち着いたらもう一度、呼吸法からスタートしましょう。何度か公聴会を繰り返し、今まで触らずにそっと陰に追いやっていた本音を探っていきます。

　Bさんの場合は、学生時代からの友人たちと集まるたびにストレスを感じている自分を発見しました。以前は共感し合うことでパワーをもらう場でしかなかったランチ会でも、「結婚していない自分」を否定されたように感じることに気づいたのです。

　そして一方で、仕事が好きな自分も見つけました。そこで、「仕事が忙しいときの誘いは断る」と決めたら、仕事もプライベートも中途半端だと悩む場面を減らすことができます。

　ここで重要なのは、「友達の誘いを断る」という行動を思いついたことではなく、「自分の本音を探り、その上で自分がどうしたいのか」と納得できる答えを出せたこと。

　自分で答えを出して解決することが自信にもつながるのです。

Cさん 年の離れた上司から毎日のように嫌味を言われもう耐えられそうにありません。今の時代に、「客先に足繁く通って対面で会う回数を増やせ」と、オンラインでの商談を軽視しているんです。「まめに連絡を取りフォローしています」と言うと、「うちの会社は昔から対面でのコミュニケーション重視。これで俺も数十億の商談をまとめてきた」と……。

先生 価値観が合わないのですね。

Cさん はい。今の仕事は好きなのですが……。体育会系で昔ながらの泥臭い営業しかできない、ITに疎い上司の下では、私は成長できない気がしています。「今度の異動でどこかに行ってくれないだろうか」と期待していましたが、それも叶わず。このまま毎日否定され、嫌味を言われながら働くのかと思うとつらすぎます。休みたい気持ちはあるんですが、そうすると上司にさらに嫌味を言われそうで……。

先生 なるほど、わかりました。先ほど体調や睡眠には大きな問題はないとおっしゃいましたよね。それなら今回の悩みですが、本当に上司のことだけが問題なのか、一度試しに俯瞰して見てみましょうか。

「もう耐えられない！」「つらい！」という気持ちにぶつかったとき、何はさておき休むのが効果的なのはお伝えしてきた通り。

しかし、いきなり休むという選択ができない人の場合、まずは一度状況を俯瞰してみましょう。ただこの俯瞰の作業ができるのは、1段階の元気なときだけです。

Cさんはまだ基本的に1段階にあり、一時的に2段階に落ちているだけのようです。

その状態であれば、一人でもできる**「7つの視点」で物事を客観的に見直す対処法**を試してみるといいでしょう。

7つの視点は以下の通りです。

①自分視点：なぜ自分は納得がいかないのか、なぜ自分は怒ったのか、自分は何がつらいのか
②相手視点：相手はなぜそんなことを言ったのか、相手はなぜそんなことをしたのか
③第三者視点：同僚、友人、家族など周囲の人にはどう見えたか
④時間視点：この問題は、過去、現在、未来とどうかかわっているか
⑤宇宙視点：宇宙人から見たら、神様から見たら、どう見えるか
⑥感謝視点：この問題や出来事に感謝できるところはないか
⑦ユーモア視点：ユーモアで笑いに変えられるところはないか

疲労がたまり、一時的にでも2段階に陥ると、イライラや悲しみなど感情があふれ、どうしても偏った思考に陥ってしまいます。7つの視点は、あえて、思考の偏りの逆方向から物を見てみるための視点なのです。

先生
ではまず、「自分」という視点で考えてみましょう。今回、Cさんは具体的にどんなところが嫌なのでしょうか。何がつらいのでしょうか？

Cさん
もちろん上司の態度が一番です。でも自分の気持ちをよく感じてみたら……。実は同期が先に役職をもらっているのですが、そのわりに働いていなくて結構ストレスなんです。それも全部上司のせいにしていたかも。

先生
では、相手視点、上司は何を考えていると思いますか？

Cさん
んー何も考えていないというか、昔ながらの方法しかわからないんでしょうね。それに従わない私が気に入らないんだと思います。

先生
あなたを気に入らない、そんな素振りですか。

Cさん
いやぁ、むしろ上司はやたら私にかまいたがるんです。……気に入らないのは、私のほうですね。

先生
視点が広がっていますね。この調子でほかの角度からも考えてみましょう。

このように、改めて特定の視点から見直してみると、今までとは違う見方に気づくことがあります。

　では7つのうち、そのほかの視点からも見てみましょう。

　まずは③第三者視点。第三者は誰でもよいですが、例えば同僚の視点。ほかの人たちはどう指導されているでしょうか。同じような態度を取られているのか、もっと厳しいのか、もしくは放置されているのか……それによって上司の本質も見えてきます。

　④時間視点では過去と未来を想像してみます。例えば、このまま1カ月、1年、3年経ったらどうなっているでしょう？　1年経てば上司か自分が異動するだろう、自分はそれまで耐えられるのか、それによって今の行動も変わるはずです。

　⑤宇宙視点。これは妄想でかまいません。会社の上空にドローンで飛び出し、街の上のほうから眺めてみます。人々が「ありんこ」のように見えます。必要とあれば宇宙まで上っても。すると自分の悩みなんて、とても小さなことのように感じるでしょう。

　⑥感謝視点。今回の一連の出来事の中で、どこか感謝できる点はないか考えてみましょう。「まったく異なる価値観を知ることができた」「友人の上司よりはマシだ」など、何でもかまいません。

　最後に⑦ユーモア視点。例えば上司が言うことを、『半沢直樹』のどれかのキャラクターに当てはめてみたら少し笑えませんか？

**　こうしてさまざまな視点で見ると「人生史上、ものすごく悲惨なこと」を、少しずつ「大したことないこと」に変えられるのです。**

　繰り返しますが、これはあくまで1段階用の対処法。2段階でやると、逆に相手に腹が立ってくることも多いので注意です。

Dさん　以前先生に言われたように、私はプチうつ状態みたいです。上司は理不尽な要求ばかりだし、部下はミスばかりで……。最近は常にイライラしている感じです。眠りも浅くて。

先生　大変な状況が、今でも続いているんですね。

Dさん　そうなんです。それでストレス解消をしようとリモートワークの日は、夕方ランニングを始めたんです。友人が走ると嫌なことをすべて忘れられると言っていたので。

先生　なるほど。それでどうです？　効果は？

Dさん　走った後は爽快なんですが、効果があったかどうか……。むしろ、イライラすることが増えたような。感情のままに部下を叱責して、「なぜ、あんなふうに言ってしまったのか」と後悔することもしばしばです。走って疲れているはずなのに眠れない日も多くて。何かもっといいストレス解消法はありませんか？

先生　ストレス解消法は人それぞれなんです。他人が良いというストレス解消法が、Dさんにも当てはまるとはかぎりません。自分に合う方法を探してみるしかないのです。

疲労に気づいて対処するのは良いことです。ただストレス解消法は人それぞれなので、「正解」を探してもあまり意味はありません。重要なのは自分に合うことと、総合的に見て、疲れを深めないことです。その視点で、試してみるしかないのです。

**　ストレス解消法には、運動などで体力を消耗する「はしゃぎ系」と、自然の中を散歩するなど体力を消耗しない「癒し系」があります。**1段階の元気な状態なら、ランニングや山登りで汗を流すなど「はしゃぎ系」はストレス解消法として効果的でしょう。

　ただ、2段階のプチうつ状態や、疲労が3段階までたまった状態では、より疲労をため込むことになります。

　疲れているときのストレス解消法は、まず眠ること。体を休め、ゆったりと音楽を聞く、マッサージを受ける、おいしいものを食べる、自然や動物に触れるなど「癒し系」を意識しましょう。

　一方、刺激的な「はしゃぎ系」は、没頭している間は不安や焦り、怒り、悲しみ、自責など嫌な気分を忘れられます。ただ、その間は楽でも翌日にはより疲れが増してしまうことが多いのです。その苦しさから逃れるために、より刺激的なストレス解消法を望み、さらに疲れる……という悪循環に陥りやすくなります。

　運動だけでなく、移動で疲れる旅行やギャンブル、買い物や異性との交際なども刺激的で楽しい「はしゃぎ系」。これらは2段階、3段階ではうつ症状を悪化させてしまうので要注意です。

　Dさんのランニングは、今のDさんにとって、トータルでマイナスになっているようです。運動系が好きなら、次はウォーキングにしてみる、体操にする、など強度を調整してみて、様子を見てみるとよいでしょう。

Eさん　最近残業が多くて睡眠不足で頭もまわらず、以前できたことも時間がかかってしまって。

先生　体調はどうですか?

Eさん　頭痛やうっすら吐き気、目の疲れもあり、絶不調です。ネットで調べたらうつじゃないかと思い、漢方を飲んだり、瞑想や散歩をしたり、いろいろ試しました。先生の本も読んで、有給休暇を使って休んでみました。でも休んでよかった実感もあまりなく、休み明けの出社が以前よりつらくて逆に悪化したんじゃないかと不安で。休み方の正解がわかりません。

先生　そうですよね。ただ、とにかくいろいろ試してみたのは、良いことですよ。

Eさん　はい。でも効果が出なかったのは、自分の休み方が悪かったかなと。一方で、完全に動かないのはとても苦手なんだと気づきました。

先生　そうですね、それが難しいところです。疲れを取りたいので休まなければならない。でも、休んでいるとソワソワするし、充実もしない。そんなときは、少しだけ活動して「気を紛らわせる」だけでいい、と考えてください。

疲労を回復させようと頑張って休みを取れたとして、その後難しいのが、「何かしないと落ち着かない」という気持ち。だらだら過ごすことに罪悪感を抱く人も多いものです。

　もし頭の中に「何もせず休日を過ごしたら時間が無駄になる、成長できない、充実しない、何だか怒られそう」といった考えが浮かんで落ち着かないとしたら、それは疲労がたまって2段階にいると自覚しましょう。もし1段階なら退屈なだけです。

　休みをうまく過ごせないと自覚したとき、Eさんのように、「正しい休み方」を知りたくなります。

　疲労を深めてしまう「はしゃぎ系」を避けるという大きなルールはあっても、**今の自分にぴったりの休日の過ごし方は、試行錯誤で見つけるしかないのです。**

　子どもの頃であれば、「正解の方法をきちんと行えば、必ず結果が出る」という信念が通用したかもしれません。でも、生活しながら疲労を解消するのに、すぐに「正解」を感じられる方法はないのです。

　しかも、疲労の回復は充電のようなもの。

　充電している間は別に充実もしていないし、それだけで楽しいわけでもない。充電表示のメーターでもあればいいのですが、それもない。だから、どれだけ充電できたかも実感しにくいのです。充電できたかどうかは翌日〜数日後に判断するしかありません。

　すぐに効果を実感できる方法がないので、自分で「今は充電の時間になっている、これでいいんだ」と言い聞かせながら、休まなければならない、これが「休み」の難しさの1つです。

E さん
癒し系を試してもうまくいった実感が得られなかったのは、そんなものなんですね。数日後に評価すればいいのか……。

先生
誰にでも当てはまる「正解」はないので、とにかくいろいろ試して、数日後に評価する。そして次は少し変えてみる、これを繰り返して調整していくしかないのです。

E さん
わかりました。それでもある程度の方法は知りたいです。具体的な休み方が浮かばなくて。

先生
そうですよね、そういう方は多いですよ。では、3日間「おうち入院」というパターンを紹介しましょう。「おうち入院」というのは、「入院中に認められることしかしない」という休日の過ごし方です。入院中、飲み会や、ランニングは認められますか？

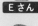
E さん
いえ。止められると思います。

先生
ですよね。ちょっとした散歩や、ロビーでの一時的なスマホ利用は可能です。「入院中に認められる行動かどうか」を判断基準に3日間、過ごしてください。

休んでも効果が出なかった②

疲労がたまっているのが自覚できたら、頭も体も休め、きちんと働く状態にするためにいったん電源を切り、充電し、再起動することが重要です。

　そして、充電に試してほしいのが「おうち入院」です。まずは3日ぐらいから始めてください。

　その間やってもいいのは、入院中に一般的に認められるもの。本を読む、動画を見る、ＳＮＳを使う、おしゃべりをする、編み物をする、ゲームをする、散歩をする、軽い運動をする、などです。これが、「気を紛らわせる」活動。

　でも、消灯時間の夜9時を過ぎてもPCやスマホを見ていたら、看護師さんにやめて寝るように促されますよね。また、入院中なら家事もしません。大体決まった時間に適度な食事をし、しっかり睡眠時間を取る。差し入れのおやつはOKですよね。

　入院中に仕事のこと、家のことで悩みを思い出してもやもやしたところで、何か行動を起こせるわけではありません。そういった悩みは一時的に棚上げしましょう。

　また、「入院してよかったのか」という評価は、退院後の生活をしながら感じるものですよね。それと同じで、おうち入院も3日間休んだ後少し活動してみて、今回の休みを評価するのです。もし、改善されていなければまた次の方法を考えればいい。ここでも試行錯誤です。

　3日間が無理なら、「月曜の午前に半休を取る」など少しの休みから始めてみてもいいかもしれません。**十分な睡眠を取り、「気を紛らわせる活動」をして、エネルギーを回復させましょう。**

悲しくないのに涙が出る

F さん

ずっとやりたかった仕事に携われることになったんです。でも嬉しいはずが、出勤途中や帰り道、夜に家事をしているときに、悲しくもないのにふと涙が出てきます。何だか体もだるくて……。

先生

それはつらいですね。涙が出るときはどんなことを考えていますか？

F さん

「もう少し要領がよかったら」とか「もっと強い体がほしい」とか。夫は毎日出社なので私が時短で帰宅し、子どもに夕飯を食べさせた後、深夜まで家で仕事をしていて。それでも朝5時起きで朝食の準備をします。夫もたまに手伝ってくれますがほぼワンオペ。テレビを見ながらビールを飲む夫の笑い声をキッチンで聞くと怒りと悲しみでいっぱいで。

先生

一人でよく頑張っていますね。夫さんに相談はできないですか？　それかご両親とか。

F さん

そんなの無理です。夫とはケンカになるし、両親は高齢な上、離れて暮らしていて。同僚や友人にこの嫌な気持ちをぶつけるのも、迷惑ですし……。体のだるささえ抜けたら、全部何とかできると思うんです。

うつの精神的症状の典型的なものに「相談するのが怖い」というものがあります。下のグラフを見てください。うつ状態になっていると、本気で死にたいと思っても、自殺未遂をするまで思いつめていても、半数以上が相談しないのです。

....

[うつになると相談しない]

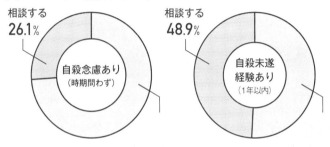

相談する
26.1%
自殺念慮あり
（時期問わず）

相談する
48.9%
自殺未遂
経験あり
（1年以内）

出典：日本財団自殺意識調査2016

....

　これは「やるべきことをちゃんとやってる？」「能力が足りないからできないんじゃない？」など、“世の中の正論とされるもの”で責められてしまう不安があるからです。
　元気なときであれば奮起する材料になる言葉ですが、もう一歩も前に進めないくらいに疲れがたまっているのに「まだまだ足りない」「能力がない」などと言われたら、最後のとどめのように致命傷を負います。それが対人恐怖につながり、人を避けるようになって相談できないという行動に現れてしまうのです。
　そんなときは、プロのカウンセラーを頼るといいでしょう。Fさんのようにパートナーに言いにくいことも、カウンセラーから伝えてもらう方法もあります。

Gさん 一度休もうかとも思ったのですが……。

先生 そうですよね、今のままでは仕事も進まないし、頭痛や倦怠感もなかなか改善しない。いい判断だと思いますよ。

Gさん ただ、先生の言うように数カ月も休んだら、仕事場に自分の居場所はなくなります。休めても、その後のことを考えると不安で……。

先生 それは考えちゃいますよね。家族はどう言っていますか？

Gさん 妻は「いつもつらそうなのを見ている私もストレスだから休んでほしい」と。今は専業主婦ですが仕事を探すとも。でも2人の子どももこれから高校、大学とお金がかかるので、妻の収入だけではとてもやっていけません。私が休んだら家族で路頭に迷うことに……。

先生 なるほど。皆さんそうおっしゃるんですが、現実には何とかなることが多いものですよ。貯金でやりくりしたり、奨学金制度も利用できます。それとGさんのような大きな会社なら、25年勤めてきた職場を2カ月休んだからすぐ、退職とはほとんど考えられません。

不安は、危険なイメージを増幅して見せて、私たちを守ろうとします。

　例えば原始人Aさんが山で熊に襲われたとしましょう。それを聞いて不安になり、悲惨なイメージが浮かんだ原始人Bさんは「山に入ったら熊に襲われる」と、山に近づきません。一方、あまり不安を感じなかった原始人Cさんは「ふもとなら大丈夫」と山に出かけ、熊に襲われました。

　さて、Gさんの「仕事を数カ月休む」というのは、生死を分ける問題ではありません。元気なときであれば、「仕事を2カ月休む→心が落ち着き元気になる→仕事に復帰する」あるいは「会社を辞める→貯金で1年は暮らせる→転職先を見つけ働く」といった思考になるかもしれません。

**　しかし、疲れがたまり2段階、3段階になると、不安が見せるイメージが2倍3倍悲惨になってきます。**

　悪い情報だけを集め、「家族で路頭に迷う」という最悪のイメージしか見えなくなってしまうのです。

　不安で動き出せないときは、「極端な結論に陥っていないか？」と自分に問いただしてみましょう。

　ただ、一人で考えていると、どうしても極端なイメージから離れられないものです。そんな場合は、誰かに相談して、冷静な判断の支援を受けるのもよいでしょう。

Hさん
上司に睡眠不足や体の不調など現状を伝え、休みがほしいと相談してみました。

先生
そうですか、頑張りましたね。それで、どうでしたか?

Hさん
自分の企画が初めて通り、進めているプロジェクトがあるのですが、これが終わるまで休むのは待ったらどうかと言われました。「途中であきらめていいのか?」「今苦しくても、後で、あのとき踏ん張ってよかったなと思うよ」とも言われました。すべて自分自身でも思っていたことなので、心に刺さり、やはり今は休めないと考え直したんです。

先生
そうですか。それで、自分自身納得できている感じですか?

Hさん
納得しているし、頑張りたいと思うんです。でも一度「休もう」と決断したからか、以前より体が重く仕事が捗りません。やっぱりあと1年働き続けるなんて無理だ、という気持ちもちらほら出てきて……。

先生
なるほど、頑張ろうと決めたけど、なかなか体がついてこない部分があるのですね。

今、Ｈさんは、単に体調不良への対処法について悩んでいるのではありません。人生の歩み方についてバージョンアップしようとしているのです。

　これまでは、「逃げずに頑張りたい」「成長したい」という子どもの頃からの信念のもと、生きてきました。自分に合っているし、好きな生き方です。

　ただ、それを続けていて体が悲鳴をあげたのです。

　そこでＨさんは、これまで数回のカウンセリングを通じて、悩みに悩んだ末、体の声を優先することにしました。つまり子どもの心より、大人の心の強さ（69ページ参照）を選択できたのです。

　ただ、**子どもの頃から刷り込まれた信念はとても強固なもの。必死に自分で納得しても、周囲の一言でまたすぐ揺らぎます。**

　今のＨさんも、また元の生き方に戻ろうとしています。

　一方で、体はもう休む気になっています。

　Ｈさんは休むことを保留しましたが、やはりそれ以上のパフォーマンスをあげられません。体がしっかりブレーキをかけてくれるようになったのです。

　子どもから大人への信念のバージョンアップは、ＰＣソフトの入れ替えのように一度で終わるものではありません。Ｈさんのような試行錯誤を繰り返してようやく少しずつ変わっていくものです。すぐに自分が変われなくても焦る必要はありません。

　Ｈさんも、このカウンセリングから2週間後に、勇気を出して、もう一度上司に相談したところ、上司も最近のＨさんをよく観察して理解を示してくれたこともあり、結局、休職するという大人の選択ができるようになったのです。

Iさん

会社を辞めたいんですが、辞めた後のことが不安で。残業も多くて上司も嫌でもう限界なのに、どうしても辞める勇気がなくて……。

先生

辞めるとしたとき、Iさんの一番の不安は？

Iさん

次の就職先がないことです。新卒で入社してまだ2年なんです。内定が出たのも今の会社だけで。経理の仕事をしていますが、経験が浅い私を雇ってくれる会社なんてないです。

先生

そうですか、経理の専門知識を持っているなら転職先は見つかりそうな気もしますが。

Iさん

知らないこともいっぱいで仕事も遅いし、ミスも多くて、向いていない気がします。実は、経理も希望ではなく配属されただけで。

先生

経理ではミスも多いし、上司も苦手。退職も怖い。ほかの部署への異動希望を出してみるのは、どうでしょう？

Iさん

無理です！　与えられた経理という場所でも役立たずなのに、ほかでうまくいくわけがない。会社に迷惑をかけるくらいなら辞めたほうがいいんです。でも辞めるのも不安で……。

疲労がたまって2段階、3段階と落ちてしまうと、極端な選択肢しか浮かばなくなります。Iさんも最初から社内異動の案はなく、「会社を辞めるか、辞めないか」で悩んでいるようです。

　こんなときは、0（会社を辞めない）か10（会社を辞める）ではなく「7～3バランス」で考えるといいでしょう。

「会社を辞めない」から「会社を辞める」までの間を10で区切ってみます。例えば3のところには「他部署の同期に話を聞く」、5には「他部署異動を希望する」、7には「転職サイトに登録する」といったふうに各段階の行動を考えてみます。

　転職サイトに登録したところで、それほどデメリットはありませんし、エネルギーもあまり消費しません。その辺りを狙うのがポイントです。すると「意外と自分にもオファーがある」「自分はこの仕事がしたいのかも」など、新しい情報が入ってきます。そうして、辞める、辞めないといった0か10以外の選択肢が考えられるようになるのです。0か10で「ただ悩んでいる状態」から、とにかく行動することで、前に進んでいる感覚も持つことができます。

....

[7～3バランス]

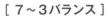

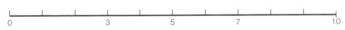

A案のメリット　　　　　　　　　　　B案のメリット

Jさん

今は育児休暇中なのですが最近、涙が止まらなくなることがあって。子どもの成長が平均と少しでも違うと、不安になるんです。子どもが泣き止まないとイライラしてしまい、まだ1歳にもなっていない息子をたたきそうになります。ひどい母親ですよね……。

先生

毎日とても頑張っているんですね。でも、ちょっと疲れすぎているのかも。たまには夫さんにあずけるのはどうでしょうか？

Jさん

夫は仕事が忙しく、休日も仕事の付き合いでゴルフにいくので。たまに家にいても、疲れてほぼ横になっていてとても頼めません。

先生

実際に、Jさんの今の状況を相談してみたことはあるんですか？　それともあまり話すこともないんでしょうか？

Jさん

よく話はします。仲はいいし、何でも話せるんですが、このことはまだ……。「ひどい母親だ！」と言われるんじゃないかと怖くて。

先生

でもこれ以上、一人で頑張るのは大変だと思いますよ。夫さんに伝えるときの「シミュレーション」をしてみましょうか。

うつ状態のときは、頭の中でぐるぐると不安について考える間に、悪いイメージだけが大きく膨らんでしまいます。「失敗したらどうしよう」「責められたらどうしよう」という恐怖で、身動きできなくなるのです。そんなときは、「シミュレーション」がおすすめです。

　例えば今回の場合、「子どもの成長が平均値と違って、不安で仕方がない。考えていたら涙が止まらなくなった」と伝えたら、夫は何と答えるか、と考えていきます。「大丈夫。離乳食もよく食べているんだろう？」と夫が答え、それに対し自分は「でも、それでも不安になる」と言い、夫は「じゃあ少し調べてみようか」と言うだろう……。こうやって、**シミュレーションするだけで、形のない漠然とした不安がやわらいでいくことがあります。**

　このシミュレーションは、まだ1段階〜2段階の上のほうにいるときには、かなり頼りになるツールです。しかし、2段階の下のほうまで落ちたときは、どうしてもシミュレーションがネガティブに偏ってきます。そんなときは、一緒に話しながらシミュレーションしてくれる誰かがいれば、より客観的なシミュレーションを進めやすくなるものです。

　どうしても一人でやらなければならないときは、紙に書くなどして、少しゆっくり思考をまわすようにするのがコツです。

　シミュレーションは、作業によって不安を軽くすることが目的なので、予想が外れても、考えた通りに行動しなくても、まったく問題はありません。「7〜3バランス」と同様、まずは動き出すための軽いトライアルとしてやってみましょう。

努力して「自信」をつけたい

K さん 40代になってから、昔のようにバリバリと仕事ができなくなって。数日残業が続いただけでぐったりしてしまうんです。部下の手前これではダメだと思って、専門知識を身につけるため資格の勉強も始めました。ただ、昔ほどの集中力もなく……。昔は勉強すれば知識が増え、成長できている実感もあったのですが、ますます自信がなくなります。

先生 まだまだ知識を身につけようという意欲は素晴らしいですね。ただ、疲れがたまってプチうつ状態にあるようです。そんなときは一度頑張るのをやめて、休むのも1つの手ですよ。

K さん このくらいで休むなんて……。

先生 年齢を重ねるにつれ体力がなくなるのは当然のことですよ。弱っているときはいったん休憩してエネルギーを補給しましょう。一度休んでから勉強してみたら、違う感覚になるかもしれませんよ。

K さん そうでしょうか……。

先生 「3つの自信」についてお話ししましょうね。

「自信」には3種類あります。

第1の自信は「できる自信」——仕事ができる、プログラミングができる、英語ができる、絵がうまく描けるなど、何かが「できる」という自信です。

第2の自信「健康である自信」——自分は「健康」で、今の生き方で何とかなると思える自信。いつもは当たり前で気づかない体の性能や機能に対する自信。病気になったときや、顔や体の老化を感じたとき、この自信の低下が自覚されます。

第3の自信は「周囲に味方がいる自信」——自分には「味方」がいるという自信。上司に何を言われても、ともに戦ってくれる同僚がいる、ママ友とうまくいかなくても夫だけは私の味方でいてくれるなど、自分を受け入れてくれる居場所があるという自信です。

Kさんは「すぐぐったりしてしまう」「昔ほど集中力がない」と、自分の体力や学習能力への自信がなくなっています。つまり、第2の自信「健康である自信」を失っているのです。この状態なら、睡眠を確保して体調を戻せば、自信も回復していきます。

それなのに、資格取得を目指すという第1の自信「できる自信」を補強しようとしています。この場合、仮に資格を取得したとしても「自分の力じゃない。たまたま運がよかったからだ」と感じられ、結局自信にはつながらないことが多いのです。

自信がほしいと思ったとき、つい「努力する」という第1の自信ケアに向かっていませんか？　大切なのは、今必要としている自信が3種類のうちどれなのかを理解し、補ってあげることです。

Lさん
実は、会社に自分の居場所がないように思えて……辞めようかと思っているんです。入社10年目だというのに初歩的なミスをしたり、納期を守れなかったりして……私が悪いんですが。みんなに責められている気がして。

先生
いろいろうまくいかない感じなんですね。

Lさん
ここ1年、体調不良で長期休暇を取る先輩や、産休・育休に入る後輩がいて、その分の仕事を引き受けてきました。自分は気楽な独り身ですし、休日出勤も積極的にやってきたんです。それなのに少しミスをしたら上司に「最近、たるんでいるんじゃないか」と言われて。どうして私だけ、と思うと悲しくなります。

先生
それはつらいですね。そんなに頑張ってきたのに……。

Lさん
仲のいい同期に相談したら、「愚痴を言っている時間があったらもっと勉強したりしたら?」と言われました。それで勉強も始めたのですが全然進まず……自分って本当にダメだなって。

先生
それもまた、ショックだったのですね。

Lさんは、上司や同僚から責められているように感じ、仲のいい同期にも「頑張りが足りない」と言われたことで、第3の自信「周囲に味方がいる自信」を失っているようです。コロナで会社以外の交流関係が途絶えていたのも影響しています。

特に女性にとって、**孤独は大敵。実は女性は男性の3倍、突出して「相談」することでストレスに対処する傾向にあります。**

ところがLさんのように疲労がたまり、第3の自信が低下してくると、社会や世の中、人が怖いという対人恐怖で相談ができなくなってしまいがちです。

この場合、第3の自信を補強することが最優先です。例えば同僚に言いづらい場合、家族や仲の良い友人などと連絡を取ってつながりを取り戻す。または波長の合うカウンセラーを探す手もあります。そうして定期的に誰かに気持ちを吐き出す機会をつくることで、冷静に気持ちを整理できるようになります。

[男女別のストレス解消法]

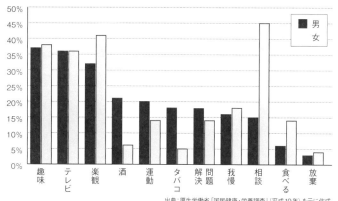

出典：厚生労働省「国民健康・栄養調査」(平成19年) を元に作成

頑張っていないと不安

いつもイライラして体がだるくて、自分でもうつっぽいなと感じて。でも1週間、何もせずに休んだら自分が怠けてばかりのダメ人間のような気がしてしまうんです……。

 なるほど。

 「頑張らなきゃ」「完璧でいなきゃ」という価値観を捨てたほうがいいこともよくわかるんです。でも、「頑張らない」「完璧でなくてもいい」と思っても、何もしない自分には価値がないように思えて不安なんです。

 うん、うん。わかります。そうですね、では、私から1週間の課題を出しましょう。

 課題、ですか?

 これから1週間、「1日8時間睡眠を取る」を続けてみてください。

 1日8時間……できるかなぁ。

 昼寝と合わせたりしてもいいですよ。

 わかりました。とりあえずやってみます!

「休もう」と思っても、心置きなくすぐに休むモードに入れない人もいます。休むこと、頑張らないことに罪悪感を持ってしまい、不安になってしまうのです。こういう場合は、「ちょっとした努力」をする課題を設定すると落ち着いて休めることがあります。

そもそも「頑張り続けないといけない」という価値観にしがみついているのは、イライラして体がだるい状態の中でも「頑張った後のちょっとした達成感」を小さな「快」に感じるから。うつで過剰になっている自責と自信の低下をゆるめるからです。

仕事を休めないのも仕組みは同じ。体と心が「もう動けない、休んで」というサインを出しても仕事を休めないのは、仕事をすることで、達成感や職場の仲間とのつながりなど安心感の「快」を得られるから。

Mさんの場合、「みんな大変なのに、自分だけ休んでいる」という罪悪感を抱きながら休もうと頑張るのは、ますますストレスを感じ、疲れをため込むことになっています。これでは本末転倒。

そこで、「1日8時間睡眠」や「毎朝起きたら呼吸法」などのように、ちょっとした課題を1週間続けるといったノルマを設定し、休むことを「頑張る」という構造をつくってみたのです。

何事にも正解はありません。「頑張りたい」という心も、時には無視せず受け入れていいのです。この新しい構造で「頑張った」結果、苦しさが変わらないのなら、また何かを少し変えてみる。この繰り返しが大切です。

休んだほうがいいと言われても、育児休暇が明けたばかりで休むなんて無理です。

ほんの数日だけでも、休めませんか？

無理です。これ以上迷惑はかけられません。

では、家事を旦那さんに任せるのは？

家の中がぐちゃぐちゃになって、逆に大変です。それに夫は忙しいので……。

では家事代行の業者に頼むのは？

そんなお金はありません……。

保育園の送り迎えを1カ月間、旦那さんにやってもらうというのはどうでしょうか？

1カ月もすべて夫一人でなんて無理です。

では、1週間ならどうでしょう？

1週間なら、何とかなるかも……。

これまでの努力を無駄にしたくない

疲れがたまったプチうつ状態のときは、疲労感だけでなく、不安や自信の低下、自責感などの精神的な苦しさのスイッチが on になります。

　こんなとき、何よりも必要なのは休むこと。しかしそれを妨げるのが、罪悪感と不安感と自信の低下。これらの苦しさは我慢するのではなく、できるだけこの3つを感じることなく負担感を減らせる「環境」を探すほうが簡単で効果的です。

　例えば、仕事をしないことに罪悪感がある場合は、リモートワークにして人間関係の苦痛を減らしてみます。通勤が大変で、しかもリモートワークもダメなら、ウィークリーマンションを借りる手もあります。家にいるとどうしても罪悪感から家事をしてしまって休まらない場合は、実家に帰るのもいいでしょう。

　ただ、完璧な環境はありません。どれも一長一短だと思いますが、どれがよく休めるか、どれぐらいなら人を頼れるか、どれぐらいならあまり罪悪感を持たずに自分を許せるか、自分なりの許容範囲を探してみるといいでしょう。7〜3バランスの応用です。

　心と体を休めるには、疲労やストレスの原因である「刺激」から離れる（行動を減らす、場所を変える、刺激に触れる時間を減らす、考える時間を減らす）ことが大切です。

　逃げずに頑張っていればいつか乗り越えられる、と思う人もいるでしょう。しかし体には限界があります。また、環境が自分の都合のよいように変わってくれるのは奇跡に近い。自分ができる範囲で"自主的"に良い環境を整えましょう。それが自信にもつながるのです。

Ｏさん 連休に有給休暇をプラスして９日間しっかり休んでリフレッシュしたんですが……どうもすっきりしないんです。

先生 そうですか、思ったよりすっきりしない。

Ｏさん 頭痛やだるさが少しマシになった日もあったのですが、休み明けは休み前よりもぐったりしていて。どうしてでしょう？

先生 休みの間はどんなふうに過ごしていましたか？

Ｏさん ２日目まではだるくて動けなかったので、ただ横になって寝ていました。３日目は少し体が楽になったので子どもを連れて公園に。その日の夜は疲れているはずなのに眠れず、睡眠不足で４日目を迎えたのですが、妻と旅行に行く予定だったので温泉宿に泊まり、楽しくリフレッシュできました。ですが、帰宅後ぐったりしてしまい、残りの休みは寝込んでしまったんです。休み明けのことが不安になってずっともやもやしてしまって……。

先生 なるほど。９日間休みを取っても、「疲労の借金」をきちんと返済できなかったのですね。

体の疲労も心の疲労も、解消するには「睡眠」が最も重要なことはこれまでもお伝えしてきました。下の図を見てください。

　睡眠でエネルギーを確保します（黒の線）。その後、起きている間の活動でそのエネルギーを消費していきます（緑の線）。**睡眠によって確保したエネルギー量より少ない活動量であれば回復する、つまり「疲労の借金」を返していけることになります。**でも睡眠時間が足りないと、疲労の借金は返せません。

　また日中は、旅行など「はしゃぎ系」のストレス解消法をするとエネルギーを多く消費します。一方で、何もしていないと不安な思考で疲れてしまいます。

　しっかり休みたいときは、エネルギーも使わず、不安なこともあまり考えなくて済むような、映画鑑賞や料理など「癒し系」のストレス解消法で「気を紛らわせる」時間をつくります。YouTube や TikTok などの短い動画もおすすめ。これを数日続ける「おうち入院」（100 ～ 101 ページ参照）を参考にしてください。

[「疲労の借金」の返し方]

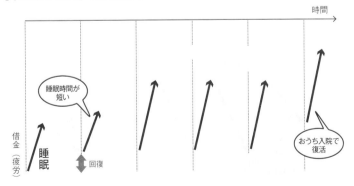

完璧にしたいのにできない

妊娠中だからか、気分の浮き沈みが激しくて。夫が靴下や下着を脱ぎっぱなし、電気を消さない……。くしゃみが大きいことにまでイライラして嫌悪感でいっぱいなんです。そんなときに義母から「妊娠は病気じゃないんだから、夫を全面的にフォローするのが当たり前だ」と言われて号泣したり……おかしいですよね。

おかしくなんてありませんよ。ただ、疲れがたまりすぎているようですね。

いえ。疲れるようなことはしていないんです。一日中横になって家事もおろそかになっているくらいです。会社も辞めて時間もあります。ただ引っ越しの片づけが進まず、家が段ボールだらけなのもストレスで……。

夫さんに手伝ってもらえないのですか？

いえ。夫は忙しいですし。仕事を辞めて専業主婦になったのだから、せめて夫が気持ちよく働いて職場で昇進していけるように、家のことは私が完璧にしなきゃ。

「完璧にしなきゃ」と思っちゃうんですね。

人それぞれ、思考や行動の基準となっている価値観、つまり「自分ルール」を持っています。信念の具体化バージョンです。例えば今回の場合、

「家の中は整然と片づいた状態でなければならない」
「専業主婦なら仕事をしている夫が気持ちよく働き昇進できるよう、内助の功を発揮する妻でなければならない」
などが自分ルールになっています。

　Ｐさんのように、２段階で「何か」が苦しいと感じたときは、自分ルールを分析してみるチャンスです。

　自分はどんなルールを持っているのか、なぜそのルールができたのか、つまり何でそうしたいのかを考えます。そうすると、「一人でやり遂げたい」「完璧にやりたい」などの信念が出てくると思いますが、その気持ちを否定する必要はありません。きっとそのルールをつくったことにも意味があるからです。

　でも休むことも必要なので折衷案を考えます。そこで、**自分ルールに例外をつくってみてください。**
「イライラはぶつけないほうがいい、でもイライラをぶつけてしまうときもある」「部屋は片づいていたほうがいい、でも、時には散らかっていたって、大きな問題はない」「いつも元気で働く主婦でありたい、でも、時には一日中横になってエネルギーをためることがお腹の中にいる赤ちゃんのためにもなっている」などです。

　どんなルールにも例外はあるものです。例外を上手に使いこなすのが、柔軟性。大人の心の強さです。

Qさん　この歳になって自分でも信じられない凡ミスをしてしまい、休息が必要だと気づきました。でも自分だけ休むなんて……。

先生　休みが必要だけど休むわけにはいかない。

Qさん　はい。今の会社はリストラで退職した40代の私を雇い受け入れてくれたんです。大変な今こそ頑張って恩返ししたいのにメンタルの不調で休みたいなんて申し訳なくて。

先生　上司の方に一度相談してみてはどうですか？

Qさん　相談したら休めと言ってくれると思います。でも同僚たちに迷惑がかかりますし……。

先生　そうですね。でもあなたは今プチうつ状態。このまま休まずに無理し続けたら、部内全体の仕事にも影響が出るかもしれません。しかも今なら1カ月の休みで復帰できるところ、本格的なうつになってしまったら、数カ月かかるかもしれません。あなたのためにも会社のためにも、今休んで復帰してから頑張るのがよいと思いますよ。

Qさん　わかってはいるんですが……。

私は、日本人には独特の「美しい休み方」というものがあると思っています。

　かつて田植えや稲刈りなど、集団での作業が必要だったとき、簡単に休むような人は"村八分"にされ、周囲から非難されました。仲間はずれにされないためには、体調が悪くても作業に参加しなければならなかったのです。

　そうして無理を押して共同作業に出て、途中で倒れる。すると慌てて駆けつけた村長に、仲間が「彼は不調を押して頑張った」と訴えてくれるのです。そこで村長がみんなの前で、「よく頑張った、休んでくれ」と言ってくれる。このプロセスを経て、ようやく心置きなく休むことができます。

　これが、「日本人の美しい休み方」です。

　体の病気なら、周囲も「大変だ」「苦しいだろう」と想像できます。一方でメンタルの不調、うつ状態の中での無理は苦しさの度合いやその努力がわかりづらい。**「ずる休み」を極端に嫌う日本の組織の中で、Qさんのようなケースでは、休みを自分で決めるのはたしかに至難の業なのです。**

　メンタル不調の場合、周囲に自分のつらさと努力の意思を伝えることが大事です。察してもらうことばかり期待していると手遅れになってしまいます。

　その際、自分でアピールするのは、大変だし、格好悪い、はしたないと感じる人もいるかもしれません。わかってもらえない不安もあります。そんなときはまず理解してくれそうな同僚に伝え、第三者として上司に伝えてもらう、あるいはカウンセラーや産業医から会社に伝えてもらうのが、現実的な方法です。

先生にすすめられて、「おうち入院」（100〜101ページ参照）をしてみました。まず3日間、次は1週間後に5日間。そして、2週間仕事をした後、昨日までの3日間。

2カ月で3回、おうち入院できたのですね。どうでしたか？

それが、たしかに気は楽になるんです。でも、なぜか体がとてもだるくて。これならむしろ休まないほうが楽な感じがして。それに、仕事を始めるときがまたかなりしんどくて。1日経つと動けるようにはなるのですが……。

気は楽になるけど体がきついんですね。休みモードに入ると、アドレナリンが切れて、逆に疲れを強く感じたり、体のだるさを感じたりする人はいるものです。

それが、私にはかなりきつくて。

そうですか。もし、もっとまとまった休みが取れるなら、体のつらさも段々収まってくるのですが、そうでなければ、Rさんの場合、おうち入院型より、日々のこまめな休養を取る方法が合うかもしれませんね。

疲労でプチうつ状態にある場合、動けないくらいのだるさを抱えていても不思議ではありません。それでも多くの人は、アドレナリンを放出することで、休まず働き続けられているのです。

　つまり、「痛み止め」を打ち続けて感覚を麻痺させている状態ですが、そのままではじきに疲労の3段階に陥ってしまいます。

　そうなる前に休むことが必要なのですが、**休みに入ったとたん、急に痛み止めのない状態になるので、これまで麻痺させていた痛み（つらさ）が、ブワッと襲ってくることがあります。**休んだとたん、涙が出て止まらない、疲れで動けないという人もいます。

　また、短期間休んだ後に仕事に出るとき、エンジンの再起動にかなりのエネルギーが必要で、それがつらいと感じる人もいます。

　Rさんのように、3日だけでは、休息の効果よりデメリットのほうが大きく感じる人もいるのです。

　この場合、数日の休養より1日の午前中だけ、あるいは夕方5時以降しっかり休むという細切れの休み方のほうが合う人もいます。例えば365日開いているラーメン店の店主も、「ランチ後夕方まで毎日昼寝を日課にしている」など、働き続けるためのエネルギーをためる時間をしっかり持っているものです。この場合も、何より睡眠重視です。

　おうち入院はあくまでも一提案であって、正解ではありません。
自分の体調、環境、疲労のたまり具合、休める環境などによって、自分に適した休み方を探してください。そして、そのパターンも絶対ではありません。状況が変化するからです。休み方についても、常に試行錯誤は必要だと理解しましょう。

決断したことを後悔してしまう

Sさん 悩みに悩んで、先月会社を辞めました。でも最近、辞めなければよかったのではないか……という考えが浮かんできて消えません。

先生 後悔してるんですね。ポイントはどこでしょう？

Sさん 収入を失ったことですかね。パワハラ上司から今すぐ離れたほうがいいと自分で納得し、収入より健康が大事だと思って辞めたのに。この先仕事が見つからなかったらと不安で。

先生 将来の不安はつらいものです。ただ、うつ状態のときは経済的な不安を現実より大きく感じることがあります。ところで辞めると決めたときはどんなことを考えていましたか。

Sさん 異動で上司と離れたら、辞めなくてもいいかとは思いました。ただ納期に追われ目の前の仕事をやっつけることで一生を終えるのも嫌だと思ったんです。30代のうちにチャレンジしたい気持ちもあり良いタイミングだと。

先生 その思いでは、今、納得できなくなっているんですね。ただ、過去は変えられない。もう一度「物語」を探してみましょう。

人は葛藤し続けている間に、その道を歩み始めた当初の目的や、向かおうとしている目的地がわからなくなることがあります。

　当面の苦しさに目を奪われると、「何を大切にして生きていきたいのか」「今どこにいて、どこへ進もうとしているのか」という、人生についての自分なりの解釈（物語）を忘れてしまうのです。

　物語がないと、主体的に人生を進んでいる感じがしなくなり、被害者意識が大きくなってしまいます。

「なぜ自分はこうなってしまったのか」と後悔し始めたら、まずその時点での決断（物語）を思い出しましょう。

　ただ、それでもなかなか納得できないときは、**「新たな物語」を紡ぎ出すことが必要になります。**

　ここでいう「新たな物語」とは、これまでのつらかった道のりが違う意味を持ち、「あの経験で気づいたことがある」「この経験を生かしていこう」と思えたり、「この生き方でよかったのだ」と心がふっと軽くなったりする、そんな新解釈のことをいいます。

　例えば離婚で落ち込んだとき、「結婚に失敗した自分はダメだ」と考え続けていては、なかなかその現実を受け入れられません。「一度いい経験を積んだ」「今は仕事に目を向けろということ」「もっといい出会いがもう少し後に準備されている」などの解釈（新たな物語）に出会えたら、先に進む力が湧いてくるものです。

　物語を紡ぐときのヒントは、これまでの経験や出会い、影響を受けた小説や漫画、映画やドラマなどさまざまなところにあります。頭の中だけで考えず、いろいろな刺激を受けてみてください。

仕事で悩んでいた友人が、とある山寺で2
カ月間修行をしたらすっかり元気になったと
聞いたのです。それで私も思い切って休職し、
山寺での修行をしてみたのですが……たった
1週間で耐えられず、山を下りてしまいまし
た。ダメな自分を責め続ける毎日です。

大変でしたね。自分を責めないでください。

でも友人は2カ月も頑張って元気になった
のに、私は途中で逃げた上に以前より心身と
もにボロボロなんですよ……。

途中で挫折して自信を失っちゃったんです
ね。ただ、人それぞれですよ。ご友人とあな
たの状況も違えば、ストレスの感じ方も違い
ますし、疲労をためた経緯も違いますよね。

たしかに。友人はエンジニアで昼夜問わず発
生するトラブルに気が休まらなかったそうで
す。私は営業職で上司のパワハラがひどくて。
最近は残業、休日出勤も続き、休職して自分
を鍛え直そうと修行を決めました。

状況が違えば、対処法も違ってくるのです。
Tさんに合った方法を探しましょうよ。

うつ症状に効く対処法やメンタルを強くする方法などには、誰にでも当てはまる「1つの正解」はありません。それなのに多くの人が、「正解があるはず」と思い込んでいます。

　この友人の場合は、修行に没頭することで情報過多な仕事から離れ、頭を休めたことがたまたま功を奏したのかもしれません。幸運にもやり遂げられたことで、「できる」自信も回復し、元気になれたのかもしれません。

　ただ、うつ症状に対処したい→努力する・頑張る・やり遂げる→解決といったわかりやすい対処法は危険もはらんでいるのです。

　一晩寝れば疲労が回復する1段階の人なら、体力を消耗する山寺の修行に耐え努力した結果、強くなったという自信につなげることができるでしょう。あるいは、若い人には効く解決策かもしれません。ですが2段階にある人に必要なのはまずは休息。

　すでに休息が必要なほど疲労をため込んだ状態（2段階）で、さらに体力を消耗する山寺に行って修行をする。しかもうまくいかず、自分は1週間で「逃げ帰ってしまった」と自信をなくしてしまう……。これではうつ症状の改善につながるどころか、心の傷を悪化させてしまいます。

　誰でもやってみなければ気づけません。試行錯誤です。

　皆に効く1つの正解などないのです。やってみて違うなと思ったら修正していきましょう。効果的な解決策は難しいものではなく、「毎日8時間眠って、少しの散歩」「仕事関係の本やネットを見ないようにする」など、意外と簡単なものかもしれません。

早く忘れて次に進みたい

Uさん 休職して3カ月経ちました。以前のような体の不調もなく、消えたいと思うこともなくなり、回復してきたと感じるのですが……。

先生 何か気になることがありますか?

Uさん 性格が悪いなと思うんですが、上司に対する怒りが急に大きくなって苦しくなることがあって。散歩している途中で上司にされた理不尽なことがブワッと思い出されたり、食事中にも、ものすごく叱責されたことを思い出してつらくなったり……。そんなときは心の中で上司を罵ってしまうこともあります。

先生 それはつらいですね。

Uさん ただ、3カ月も仕事を離れているのに、まだこんなに考えている粘着質な自分が嫌です。早く忘れて先に進んだほうがいいですよね?

先生 うつからの回復は、まず体力、次にうつ的思考と記憶の回復、最後に自信の回復です。今、Uさんは思考と記憶の回復過程に差し掛かっているんです。こういうときは必死に忘れようとせず、少し冷静にその記憶に「触れて」みるのが効果的です。

「忘れる」対処法は、現実社会を生きるにはとても有効です。

ただ、この対処法は万能ではなくデメリットもあります。思い返しによるストレスに使うと嫌な記憶を増幅させてしまう可能性があるのです。

例えば、ある人との出来事が思い出されると、その邪悪な部分がリアルに再現され嫌な気分になるので、必死に振り払って何とかやり過ごします。一応平静は保てますが、嫌なイメージだけを反復したことになってしまいます。

この繰り返しで、その人の邪悪さや危険な部分が増幅された記憶が定着してしまうのです。これが、我慢強い人が知らず知らずのうちに「恨み」を育て、あるとき突然爆発してしまうメカニズムです。

恨みをつくり出さないようにするには、考えないようにするのではなく、記憶に触れていくことです。記憶を思い返す際は、感情の渦に巻き込まれないよう気をつけましょう。まず呼吸法（85ページ参照）を実行して、冷静で客観的な自分をつくり出します。

そして、少しずつその記憶に触れます。軽く思い出すという感じです。思い出しすぎてつらくなったら、呼吸法に戻ります。もしくは、その日はそこで中断してもよいのです。それだけでも十分「慣れ」が進みます。

この作業を何度か続けるうち、段々といい距離感で記憶にアクセスできるようになります。それを繰り返すうちに「あの出来事があったからこそ、気づけたことがある」「すでに過去のことだ」など、新しい、少し楽な見方（物語）が生まれてくるのです。

Vさん 3カ月休みをもらって休み始めました。この2週間は8時間寝ています。段々と不調がなくなっていく感じはあるのですが、寝られない日もあって、まだ体が慣れないようです。以前のようなイライラはなくなりましたが、今から復帰のことが不安で……。

先生 イライラがなくなったのはよかったですね。どういったことが不安ですか?

Vさん 仕事を始めたらすぐに疲れてまたうつになってしまうのではないかと……。あと2カ月半、ずっと寝ているのもさすがに不安です。休むべきなのはわかるのですが、これでは休む前と変わらない気がして……。休んでいる間に何をすればいいんですか?

先生 うつで休職するのは、ただ、漫然と休めばいいイメージがあったかもしれませんが、心理的にかなりつらいものですよね。とても焦るし、不安も大きい。またうつに戻るのではないか、もう社会復帰できないのではないか……などと考えてしまいます。ただ、それは皆さんが通る道だと思ってください。社会復帰までのプロセスをイメージできていると、このような不安が少しだけ収まります。

下図は1カ月を1ステージとした社会復帰のイメージです。

第1ステージでは**「自分は疲れがたまっていてうつの症状がある」と認め、何はともあれ休むこと**。睡眠時間は1日8時間以上。昼寝も入れてかまいません。とにかくエネルギーを回復させます。眠れない場合は医療の助けを借りてもよいでしょう。

第2ステージでは呼吸法（85ページ参照）や散歩、ヨガなどを取り入れます。ただ、無理はしないこと。「続けなければ！」と思わず**「休む、断る、やらない、中断する」**練習をします。

第3ステージでは、復帰を意識して散歩やヨガの時間を延ばし、少しだけ負荷をかけてみます。ここまでが休みの期間にやること。休息をベースに少しずつやることの幅を広げます。

[社会復帰の6ステージ]

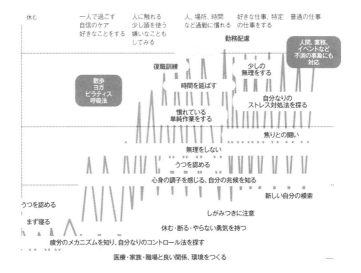

（復職1週間前）あれから2カ月半しっかり休んできました。8時間睡眠も習慣化して、最近はよく眠れています。2カ月目からは20分くらいの散歩と簡単な料理をつくったりしていました。体を動かしたり、自分で何かつくったりしたら、少し自信を持てたような気がします。一方でいよいよ来週から復帰だと考えるとまだ不安を感じている自分もいて、ここ数日夢見が悪いんです。以前より元気にはなったと思いますが、このまま復帰してうまくいくんでしょうか……？

しっかり休めたようでよかったです。復職前の不安は、第3ステージでよくある不安です。具体的には、何が一番心配でしょうか？

元気になっても、私は私のままですし、仕事を始めたらまた同じ繰り返しになるような気もして……。せっかく休んだから新しい自分でやり直したいんです。どうしたらいいですか？

そうですね。それが心配ですよね。実はうつからの復職訓練は、復職後も続くんです。以前のVさんに戻らないように、職場の環境の中で、「新しい自分」を探していくんです。

いよいよ職場復帰をしたら、第4ステージ（135ページ参照）に入ります。ここは職場の環境や同僚との付き合い、通勤に慣れるための助走期間と考えてください。まずは深く考えずに済む、慣れた単純作業から始めましょう。

　第5ステージでは、少し過去を振り返り「自分はなぜうつになってしまったのか？」「次にどうすればいいのか？」という疑問に向き合い、自分自身を分析する段階に入ります。**注意したいのは、うつになったことを「恥ずかしいこと」「忘れたいこと」と思わないこと。**トラウマにならないよう、少しずつ向き合います。

　そして、次に「新たな物語」（129ページ参照）をつくっていきます。例えば、以前は「負けてはいけない」とがむしゃらに仕事をしていたけれど、今一度、自分は何をやりたいのか？　と問い、「本当は誰かに感謝されたいだけ」と気づく。さらに、「人も頼って自分も大切にしよう」など、バージョンアップされた「新しい自分の生き方」を見つけていきます。

　またこの期間に「イライラしてきたら、何もしない日をつくる」など自分なりのストレス対処法を見つけて実行しましょう。

　第6ステージでは、それまで避けていた人間、業務、イベントなどにも対応してみます。通常業務に戻ってみて、ストレスに感じることがあれば自分なりのストレス解消法を行う、以前の価値観を手放して新たな物語を強固にしていく……。
　そして段々と柔軟な価値観を身につけられたら、うつの体験がトラウマではなく、人生の糧となります。この力がレジリエンスと呼ばれるものなのです。

柔軟に生きるための
「お守り」の言葉

「先生！ 3カ月会社を休んで明日ついに
復帰です。体調も絶好調なのですが……
まだちょっと不安が」

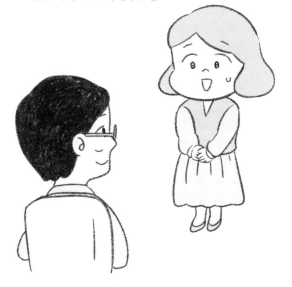

「よく休めたようでよかったです。
どんなことが不安ですか？」

「なんとなく、前の自分からは変われた
気もするのですが、これからもっとつらい
ことが待っているかもしれないし、
また元に戻ってしまうかもと……。先生が
ずっと隣にいてくれたらいいのに」

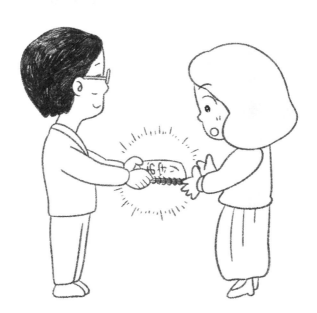

"

人は一貫しないもの

"

「一度決めたことを貫く」のは立派なことです。でもそうやって完璧を目指していると、「あのとき、やるって決めたんだから最後までやり遂げなきゃ」と無理してしまうことはありませんか？そして、無理をしてもやり遂げられなかったとき、無責任な自分を責めてしまっていませんか？

人の感情とは、ころころと変わるものです。

時間が経ったり、環境が変わったりすれば当たり前のように感情は変わります。その日によって食べたいものも、行きたい場所も変わりますよね？　やりたいことだって1年前の頃から変わっていて当然です。

それに、同時にさまざまな感情が湧いてくることもあります。友達からの誘いにも、「行きたい」という気持ちも「面倒くさい」という気持ちも同時に抱くことがありますよね。もっとネガティブな感情になることもあるかもしれません。そんなふうに善意と悪意が同居することは珍しいことではありません。

もし自分の気持ちが変わっても、「人の心は変わるもの」だと受け止めましょう。

これは対人関係についても同じです。誰かに冷たい態度を取られたり、傷つくような言葉を言われたりしたとき、「自分は嫌われた」「あの人とは合わない」と考えてしまいがちですが、そうでもないことも多いものです。

もしかしたらその人は、そのときすごく嫌なことがあったのかもしれないし、疲れて余裕がないだけだったのかもしれない。それは一時の感情や言動であり、何かを決定づけるものではないのです。

> 感情や欲求はなくせない

感情や欲求は人間にもともと備わっているものです。

　よく「感情的にならない」ことがよいこととされますが、感情を持つこと自体が悪いわけではありません。感情や欲求がなければ、生きるために食べたり、危険を回避したりすることができないのです。

　とはいっても、社会に出ると感情を抑えなければいけない場面も増えてくるでしょう。

　特に仕事をする上では、さまざまな人とかかわるので、トラブル防止のためにも感情を我慢する場面があると思います。

　ただ、**感情や欲求は一時的に我慢することはできても、ゼロになることはありません。**そのときは抑えることができたと思っていても、心のどこかで残り続けます。我慢し続けることによって、逆にくすぶり続けてしまうのです。

　誰しも感情に飲み込まれたり、複数の感情の中で葛藤したりすることはあります。これはごく自然なことです。

　だからこそ、自分の中で湧いてきた感情や欲求は否定せず、一度受け止めてあげましょう。それが自分にとってネガティブな感情であっても、無視せずに向き合ってあげることが大切。

　そのうえで、現実的に、トラブルを避けるように「行動」すればいいのです。

　泣きたいときは一人で、あるいはわかってくれる人の前で、泣いてもいいのです。

　そうやって気持ちを認めてあげると、冷静さが復活し、適切な行動を選べるようになりますよ。

> 人は怠けたい生き物

何か1つのことを続けるのは、本当に大変なことです。部活動を3年続けることも、1つの会社に何年も勤め続けることも、好きなものを好きでい続けることも、簡単ではありません。
　世間では最後まで続けることがよいこととされ、途中でやめることを「逃げた」「弱い」「無責任」などと言う人もいます。

　でも人間は本来、怠けたい生き物なのです。
　日々私たちが使っているエネルギーは生命を支えるとても大事なもの。だからこそ生死にかかわるほどの重要なことでないかぎり、できるだけエネルギーを使わないよう、怠けるようになっているのです。言い換えれば「省エネ」です。

　原始人が生きるためには獲物が獲れなければいけません。だから必死で狩りを覚えます。しかし現代人が、習い事を休んだところで生命にはかかわらないですよね。
　つまり、**物事を続けるにはそれ相当の「意味」や「意義」が必要なのです。**

　人は、意味のないこと、理不尽なことは、続けられないようになっています。だからこそ「やりたくないな」という素直な感情は大切にしましょう。
　我慢して続けていると、徐々に被害者意識が大きくなります。そうなる前に適切なタイミングで、「やめる勇気」を持ちましょう。
　それは決して「逃げ」でも「負け」でもありません。
　次の、もっと前向きで意義ある展開のための、大切な省エネなのです。

人は成長したいが、
なかなか変われない

何かができるようになるのは、嬉しいものです。難しい課題ができるようになると自信もつきます。

　一方で、子ども時代は「大人になったら何でもできそう」と思っていましたが、いざ大人になってみると、案外変わっていないところが多いですよね。歳を重ねる＝成長ではないのです。

　それでも「成長したい」と思うのは自然な感情です。「成長したい」「変わりたい」と思うのは、厳しい自然に適応するための人間の基本的な欲求。人はそこに快を感じるようにできているのです。

　でもここで気をつけたいのは、人は「成長したい」と思っても、なかなか変われないもの、ということです。

　原始人にとっての「これまでのやり方」は「ここまで生きてこられたやり方」。それを簡単には捨てられません。

　これは現代人でも同じで、これまでのやり方を変えることは簡単ではありません。

　いくら胸を打たれる言葉をかけられても、どれだけ変わろうと努力しても、かなりの回数試して、慎重に少しずつ変わっていくものなのです。特に、生き方、他者との付き合い方、新しいものへの対応などはなかなか変わりません。

　これは人の特性。自分だけではなく、他人もそうなのです。

　成長するために努力するのは素晴らしいことです。

　ただ、「すぐに変われるはずだ」とは思わないようにしましょう。そう考えてしまうと、変われない自分を責め、また変わらない他人にも怒るようになってしまいます。

"

でも、人は
変わることができる

"

人はなかなか変われないといっても、まったく変われないわけではありません。かといって、何もせず自然と変わるわけでもありません。

　人が変わるきっかけになりやすいのは「体験」です。よく頭の中で「これをしたらこう変わるはず」と理屈で考えることはありますが、それだけではなかなか成長にはつながりません。
　それよりも実際に行動して、体験を繰り返していくほうが成長しやすくなるのです。

　例えば、逆上がりができるようになりたいとき、いくら本でその方法を学んでも、実際にはできるようになりませんよね。それよりも何回も練習して、失敗体験を積み重ねる中で逆上がりを習得していくはずです。
　仕事も同じで、実際に失敗してみないと、どこでミスが起きるかわからないことがあります。その経験があるからこそ「次はこうしよう」と成長することができるのです。

　皆さんもきっとどこかでそんな経験をして、成長することで今に至っています。受験中の挫折や仕事のミス、大切な人との別れなど、その体験はきっと頭の中だけでは経験できないことです。

　生きることは、つらいことです。しかし、だからこそ人は変われます。人は「苦しくなければ変われない」生き物なのです。

> 人間関係のトラブルは
> 起こって当たり前

子どもの頃は「みんな仲良く」と学校で教えられてきました。また、誰にでも好かれる人がまぶしく感じられ、「あんなふうになりたい」と思ってきたことでしょう。

　しかし現実には、人と人は、欲求も、感性も、経験も、価値観も違います。合わないことがほとんどなのです。
　でも、人は一人では生きていけません。だからこそ昔から家族や仲間をつくって、かかわり合って生きてきました。
　また、原始人的な感覚では、他人とは自分を攻撃してくる可能性がある存在。
「裏切られるかもしれない」と恐れる気持ちは誰しも持っています。
　それぞれ違いが多く、お互いを恐れているのに、それでも一緒に生活したい。そうなると当然、何かしらの人間関係のトラブルが生じます。

　学校や職場など、さまざまな人が集まる場では人間関係に悩むことがあると思います。でも**うまくいかないからといって、「私は人とかかわることが下手だ」「私の性格が悪い」と決めつける必要はありません。**
　人は誰でも、人間が苦手な側面があるのです。人が集まればトラブルも起こる、これは自然な流れなのです。あなたが悪いわけではなく、人の性質なのです。

　人は誰でも、人が好きだが、人嫌いでもある、ということを覚えておきましょう。

人はそれぞれ、正義もそれぞれ

「正義」とは何だと思いますか？

　小さい頃に見た、悪役と戦う正義のヒーロー。誰かを助けるために奮闘する彼らの姿に正義を映した人も多いかもしれません。

　でも「正義」とは、誰にでも共通する普遍的なものではありません。人が10人いれば、10人それぞれの正義、100人いれば100人それぞれの正義があります。

　正義のヒーローにとって「地球を悪役から守ること」が正義であれば、悪役にとっては「地球を支配して、自分の力でよりよい世界にすること」が正義かもしれません。

　それほど人にとっての正義、「正しい」と思うことは違います。

　それはその人が育ってきた環境によって形づくられたものです。感情を刺激されるツボが違えば、怒りや悲しみを感じる対象も変わります。だからこそ全員に一致する「正義」はないのです。

　ただこの正義が怖いのは、自分の行動について深い反省がなくなることです。強い動機で行動を起こし、それを邪魔する人を敵とみなしてしまいます。

　生きているとさまざまな正義を持つ人に出会い、戸惑うこともあるでしょう。でも**そこで注意したいのは、自分にとっての「正義」を押しつけないこと。そして、他人に押しつけられた「正義」が絶対だと思わないことです。**

　誰かに否定されても、それはあなたが悪いのではなく、たまたま正義の中身が違っただけかもしれません。

"

自分を基準に
他人を決めがち

"

人は他者の行動を理解しようとするとき、「自分なら」という基準で判断するものです。

　相手も自分と同じような感じ方をするはず、そう思っていると相手の態度や言動に違和感を抱いたとき、「なんでこんなことするんだ」「誠実じゃない」などと考えます。でも、相手からしたら正しいと思って取った行動なのかもしれないのです。

　例えば、上司に仕事を丸投げされたと思ったとき。自分の視点で見ると「（自分だったらもっと具体的に指示する、なのにそうしていない）いい加減な上司だ」と感じます。ただ、上司からすれば「彼には見込みがある。少し難しい課題を与えて鍛えたい」と成長を願ってあえてそうしたのかもしれません。

　このように、何かに違和感を抱いたとき、**「相手は自分とは違う感じ方をするかも」という前提を忘れないでいると、不要な対立を避けることができます。**

　最近では「多様性」という言葉が広がり、多くの人が理解を示しているように見えますが、実際にはそうでない人も多いかもしれません。頭で理解するのと、心で受け入れることとは違うからです。

　もし誰かと意見が合わないことがあっても、まず、自分の基準で考えていないかをチェックしてみましょう。相手のことを客観的に見られるようになると、ストレスも軽減していくはずです。

人は他人を
コントロールしたがる

世の中には人を支配しよう、コントロールしようとしてくる人がいます。

　そんな人に会うと、「攻撃されている」と感じますが、実は、これはもともと防御するための手段なのです。

　原始時代の頃から、人は「攻撃されるかもしれない」と他人を恐れるようになりました。ただ、人は一人では生きていけません。

　そこで、**自分の安全の確保と、エネルギーの消耗を避けるために、「相手より優位に立って従わせよう」**と思い始めたのです。

　この性質は、程度の差はありますが、誰でも自分を守るために持っているものです。

　例えば、あえてわがままを言って相手を従わせたり、自分のほうが優秀だということを見せつけてきたり、自分と対等な関係を結ぼうとせず、常に上に立とうとしてきます。

　そこに従ってしまうと相手はどんどんこちらをコントロールしようと近づいてくることもあります。

　そんなときは「攻撃される」「怖い」と思わず、そもそもこれは防御するための術だということを思い出すといいでしょう。

　相手はあなたのことを警戒してそんな行動をとってきています。無理をして従う必要はありません。嫌なことは嫌と言えばよいのです。ただ一方で、「あえて戦わなければならない」というわけでもありません。あなたが決めればよいのです。また、マウントをとろうとしてくる相手を改心させようとこだわる必要もありません。そんなときは距離をとりましょう。

"

人の言動、反応には
それなりの理由がある

"

誰かの言動や、自分の言葉に対する反応が理解できないことはありませんか？

「どうしてあんなにきつく言われたんだろう」
「せっかく褒めたのになんで喜ばないんだ？」

　こんなふうに、意外な言葉を言われたり、思った反応が返ってこなかったりして混乱することがあると思います。これを「変わった人だ」と片づけてしまえばそれまでですが、そこにはその人なりの理由があることがほとんどなのです。
　人の言動や反応は、その人がこれまで経験してきたこと、過去の記憶がベースとなってつくられます。つまり人のリアクションは過去の経験に基づいたもので、その人からすれば「当然」のことなのです。ただ本人にはその自覚はあまりありません。

　例えば、小さなミスで上司にひどく怒られたとしても、その上司は過去に小さなミスから大きなトラブルに発展した経験があるから、それを避けるために厳しくしたのかもしれません。
　褒めたのに喜ばなかったとしても、その言葉は、その人が育った文化では褒め言葉ではなかったのかもしれません。

　人はそれぞれ生まれ育ってきた環境や、これまで経験してきたことも違います。誰一人としてあなたとまったく同じ経験をしてきた人はいないはず。理解できない人と出会っても、すぐに否定せず、その理由を探ってみるとよいかもしれません。

"
物語を見つけて安心したい
"

不安があるとき、人は少しでもその不安を小さくしようと、現状にいろいろな物語（＝解釈）をつけます。

　例えば、長く務めた大手企業から小さな企業に転職したとき、「安定した場所を捨ててよかったのか」と不安になったとします。でもそこで、「前よりもっと自由に働ける」「あの上司と早く離れられてよかった」と解釈をつけられると、自分の行動に少し納得できませんか？

　この解釈は必ずしも客観的、論理的である必要はありません。「あの人と比べたら」「世間一般的に見たら」など冷静に考えると、また不安が大きくなってしまう可能性もあります。

　また、この解釈は自分のためのもので、万人が納得できるものである必要もありません。
　自分が安心できて、元気が出るような解釈になっていれば十分。誰かを説得するための解釈ではなく、自分を納得させるためのものです。

　こうした物語（解釈）を持つことは、「これでよかったんだ」と自分を肯定することになり、自信にもつながっていきます。
　逆に、よい物語がないと、どうしても被害者意識が強くなりがちです。
　人がそれぞれ持っている物語はその人だけのもので、それを誰かが否定することも、逆に誰かに押し付けることもできないのです。
　あなたの人生の物語は、あなたがつくればいいのです。

"

子どもの心の強さを
求めがち

"

一人で頑張ること、我慢すること、あきらめないことを美徳とする日本では、教育にもその考えが浸透しています。

　誰かを頼らず一人で頑張ると褒められ、つらくても我慢して最後まであきらめないと、高く評価される。クラブや部活動は、「最後まで続けてえらい」と言われ、途中で辞めると「中途半端だ」と言われてきました。
　また、学校のテストでは、常に「正解」を求められました。それは自分がゼロから考え出したものではなく、すでに用意された答え。その「正解」にたどり着くために問題を解いてきました。

　そんな環境で育つと、社会に出ても子どもの頃の心の強さを重視して仕事をしてしまいます。
　1つの会社に最低3年は在籍したほうがいい、つらくても一人で乗り越えたら評価される、「正解」の仕事術を学ぶべき、などと考えてしまうのです。

　また周りにもこの価値観に縛られている人が多いので、「もう少し続けてみたら？」「成長できるチャンスだよ」「この通りにやってごらん」とアドバイスされて、さらに抜け出せなくなることもあります。

　もちろん頑張ることは悪いことではありません。ただ、**頑張る一辺倒だと、変化の多い実社会をうまく乗り切れない場合があるのです**。大人になるにつれ、時には「頑張らない、人を頼る」という選択ができる柔軟性を持ちたいものです。

"

論理的・客観的でありたい

"

感情的なことは恥ずかしいと感じやすいのも、人の特徴です。

　感情は人それぞれです。大きな組織では、感情を中心に意思決定すると、ついていけない人もいて、なかなか合意が得られません。一方で、論理的な結論だと、賛同が得られやすいのです。

　ですから、社会ではどうしても、論理的であることが求められてきました。

　ただ現実には、感情は論理よりパワーがあり、人の言動に大きな影響を与えています。また、個人の生き方を選択するときは、他者と合意する必要もないので、論理的でなくても問題はないのです。

　例えば、どんな仕事をしようか決めるとき。

　論理的・客観的に考えると、「キャリアが築ける」「安定している」といった基準で決めます。一方で感情的であれば「わくわくするほう」「楽しそうなほう」という軸で決めるでしょう。

　結果を見ると、どちらが正解というものではないのです。しかも、より強力なモチベーションとなるのは、感情の結論のほうです。

　私たちは、学校で論理的・客観的なことを重視して教えられますが、実際の人間社会を決めているのは論理だけではありません。

　決して、感情を無視してはいけないのです。自分、そして他者の感情にきちんと注目するほうが、人間関係を含めた現実問題の対処もうまくいくようになります。

「論理的でなければならない」との強い思い込みが、逆に思考を偏らせていないか、考えてみるとよいでしょう。

> 自分を責めやすく、
> 自信を持ちにくい

人は、自分には悪いところがたくさんあり、それを他人に隠している、と思い込みやすいものです。

だから自分を責めやすく、あまり自分に自信を持てません。

特に昔から村社会で生きてきた日本人にはその風習が残っており、あまり自分の主張をしない傾向があります。

何かを主張して目立ってしまうと、「出る杭は打たれる」、つまり周りから攻撃されてしまうと考えるからです。

例えば数人で話し合うとき、最初に自分の意見を主張することをためらったり、誰かの意見に対して違和感があっても言えなかったりした経験はありませんか？
「私なんかが意見していいわけがない」「私の意見なんてどうせ間違っている」「何か言ったら反対される」など、自分への自信のなさと他人への恐怖から、主張することを避けてしまっているのです。

学校や会社など、集団行動を取らなければならない場面はたくさんあって、うまく主張できないことも多いでしょう。

自分を責める気持ちは、成長にもつながりプラス面もあります。しかし不必要に責めすぎていると、疲れるし、チャンスも失います。

自信は、経験によって得られるものです。自分を責め、怖がってばかりでは、いつまでも自信がつきません。

一人ではバランスがとりにくい面があるので、安心できる誰かに打ち明けて、過剰な自責を緩められるといいでしょう。

"

過去の記憶と将来の不安に
とらわれやすい

"

人は進化の過程で脳を発達させ、過去のデータを記憶できるようにし、そこから未来を推察できるようになりました。**ほかの動物から見たら「未来を予測できる」超能力のように見えるものが、私たちが「不安」と呼ぶ機能です。**

　また、未来のなかでも「いい未来」はそれほど準備することもないので、「悪い未来」、つまり危険なことを重視して予測します。
　そうすることで、子どもが「これをすると失敗する」と学んでいくように、過去の経験から「次は起きないように」と将来の危険を避けることができます。
　また逆に「こうすれば成功できた」と将来の準備のヒントを得て安心することもできるのです。

　ただ現代社会は、原始時代より危険が少ない環境。不安の未来予測は、やや過剰に働いてしまいます。
　そうして不安が強くなると、優先順位が狂ってしまうことがあります。本当は目の前の作業に取り組むべきなのに、過去の失敗が気になり、ほかの作業に時間をとられてしまうのが人間です。
　また、不安は周囲に煽られてしまいがち。ネットやマスコミの影響を受けやすいのも現代の不安の特徴です。

　過去を後悔したり、未来を不安に思ったりするのは人の性。それで自分を責める必要はありません。ただ、それが過剰になってつらいときは、ぜひ誰か信頼できる人に打ち明けましょう。不安は、安心できる人といると、収まっていくものです。

おわりに

みなさんは本当に、毎日よく頑張っています。

よく「自分は何もできていない」という人もいますが、それはできていることに気づいていないだけ。理不尽なこの世の中で、よく頑張って生きています。

だからたまには自分に目を向けて、心をケアしてほしいのです。

本書は、そんな真面目で頑張り屋な人に「休む」という選択肢を持ってほしくて、執筆しました。

私のもとにカウンセリングを受けに来る人も、取材で話を聞きに来る人も、皆そろって聞いてくることがあります。

それは、

「心を強くする方法はありませんか？」

という解決策を求める質問。

これは自分の外に「正解」を求めてしまう子どもの心です。

この本でも何度も説明してきましたが、誰にでも合う方法なんてありません。それに同じ人でも、同じ方法でずっとうまくいくとも限らないのです。

一つ覚えておいてほしいのは、仕事で失敗したり、人間関係が

こじれたり、何かうまくいかないことが起きたとしても、それは「運が悪かっただけ」なことも多いということです。

　上司に指示されたとおりに仕事をしていてもミスは起こりますし、嫌われないように気をつけてもなぜか嫌われてしまうこともあります。
　自分の外にある「正解」はそんなものなんです。

　時代や場所、人が変われば、当たり前に結果も変わります。「運」だけで変わることだってあります。
　そんな中で「正解」にこだわる必要はありません。
　戦場で予想外の事態が起きたときに、「指示通りにしなきゃ」と当初の指示通りに動いたら、どうなりますか？

　私たちが今いるのは戦場ではありませんが、それくらい世の中も「何が起こるかわからない」ものです。
　2020年から始まった新型コロナウイルスの感染拡大も、誰が予想できたでしょうか？
　こうした環境の変化は避けられません。だからこそ、何か一つのことにしがみつかず、柔軟に考えることが大切なのです。

あなたが今いる環境はどうでしょうか？

　周りの目や世間の"常識"は気にせず、自分のことを客観的に見てみてください。

「最近ちょっと疲れてきているかも」
「無理していたのかもしれない」
「悪いのは自分じゃなかった」

　そう気づけたのなら、それは大きな一歩です。

　この本を読んだからといって、いきなり心が強くなったり、元気になったりすることはないかもしれません。
　でもこの一歩が大切なのです。
　人の心は少しずつ、ゆっくりと変わっていきます。
　それを焦らないのも、柔軟な「大人の心の強さ」です。

　みなさんが、頑張りすぎた自分に気づき、「休んでみようかな」と思うきっかけになれたら幸いです。

下園壮太

心理カウンセラー

下園壮太

NPO法人メンタルレスキュー協会理事長。
元・陸上自衛隊衛生学校心理教官。

1959年、鹿児島県生まれ。82年、防衛大学校を卒業後、陸上自衛隊入隊。陸上自衛隊初の心理幹部として、自衛隊員のメンタルヘルス教育、リーダーシップ育成、カウンセリングを手がける。大事故や自殺問題への支援も数多く、現場で得た経験をもとに独自のカウンセリング理論を展開。2015年に退官し、その後は講演や研修を通して実践的なカウンセリング技術の普及に努める。コロナ禍でNHKやJ-WAVE、NewsPicksなど、テレビ、ラジオ、ネットでの活躍が急増。

『自衛隊メンタル教官が教える 心の疲れをとる技術』（朝日新聞出版）、『「一見、いい人」が一番ヤバイ』（PHP研究所）、『とにかくメンタル強くしたいんですが、どうしたらいいですか？』（サンマーク出版）など著書多数。

イラスト	そうまともみ
装丁	佐々木博則
編集協力	中原美絵子
DTP	小山田倫子
校正	株式会社ぷれす
編集	枝久保英里

**全部うまくいかないのは
わたしが頑張りすぎるから**
休めない人の心をゆるめる相談室

2023年3月21日　第1版　第1刷発行

著　者	下園壮太
発行所	WAVE出版
	〒102-0074　東京都千代田区九段南 3-9-12
	TEL 03-3261-3713　FAX 03-3261-3823
	振替 00100-7-366376
	E-mail: info@wave-publishers.co.jp
	https://www.wave-publishers.co.jp
印刷・製本	中央精版印刷株式会社

NDC 146　175p　19cm　ISBN978-4-86621-424-5